40代からの

からだとこころの
疲れにすぐ効く！

毒出しハンドブック

監修
医学博士
蓮村　誠

日本文芸社

はじめに

　近頃世間では、からだにため込んだ毒素を浄化し、スッキリして元気になるための手段として、少食や断食などが注目を浴びているようです。

　たしかにかつては、いかに贅沢においしいものを食べるかといった飽食、美食の時代もありましたが、いまは明らかに粗食の時代です。からだによい油を使ったヘルシーな食事、カロリーが少なくコレステロール値や血糖を上げない食事などが主流になっています。

　そうした傾向のなか、ついにできるだけ食べない、一日1食のみ、年に数回は数日の絶食をして毒素を出す、などを実行する人たちが増えているのです。

　人のからだには、「生命の火」とよばれる力があると、インドの伝承医学アーユルヴェーダではいっています。それは、〝アグニ〟と称され、日本語では「火」あるいは「消化力」と訳されます。アグニは、生命の源であり、寿命、顔色、強さ、健康、熱意、肌のつや、免疫力、活力、熱の生成、呼吸などのすべてをもたらし、人が健康でいきいきと暮らすためになくてはならないものだと説いています。

　たしかに、少食や絶食をすると、からだの毒素が減って元気になります。なぜなら、アグニによってからだのなかにたまっている毒素が燃やされて、アグニもよく燃えるようになるからです。しかし、なかには食事量を減らすことで、一時的に元気になっても、その後体調を崩してしまう人もいます。それはまるで、火が小さくなっている暖炉に、薪をくべるのを止めることで、火がますます小さくなってしまい、部屋が冷えてしまうようなもの。アグニがもともと弱い人が、食事量を落とすことでさらにアグニが弱り、生命力を弱めてしまうのです。

食事量を減らして元気になることができるのは、基本的にアグニが強いタイプの人であり、もともと弱い人はその方法だけに頼るとかえって生命力を弱めてしまいます。

大切なことは、単純に食べる量を減らすことではなくて、いかにアグニ、すなわち消化力を強くしていくかです。

本書では、アグニを強くし、毒出しする方法をたくさん紹介しています。食材選び、調理法、食事の仕方、そして男女別のケア法など、具体的にまとめています。ぜひ参考にして、健康を楽しんでいただきたいと思います。

2015年11月

蓮村 誠

CONTENTS

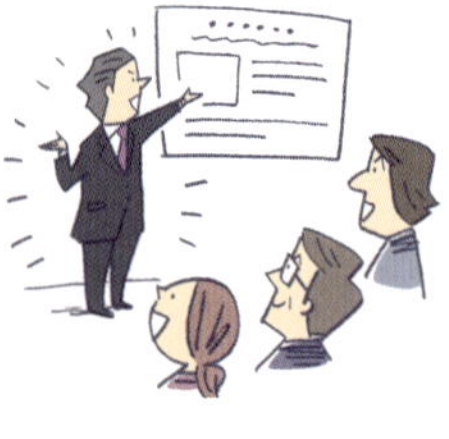

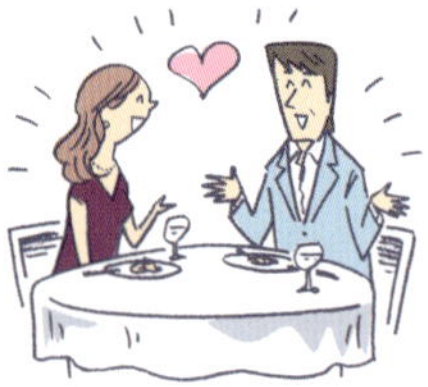

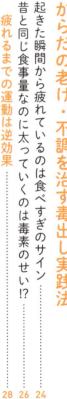

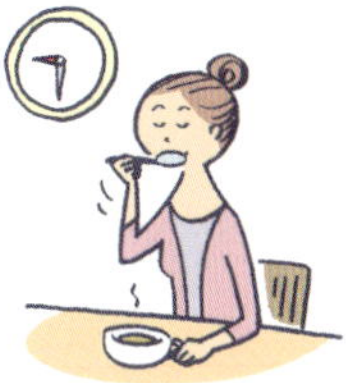

PART2 こころの弱り・不調を治す毒出し実践法

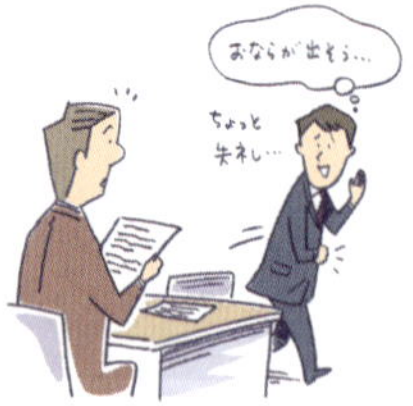

PART3 からだとこころが若返る毒出し食事法

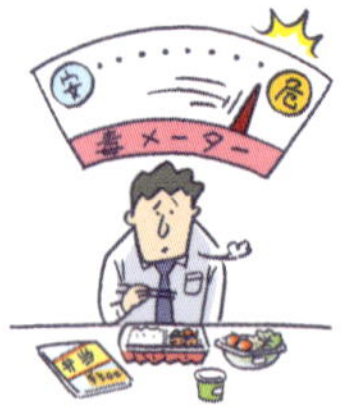

PART4 毒素をためない40代からのすごし方

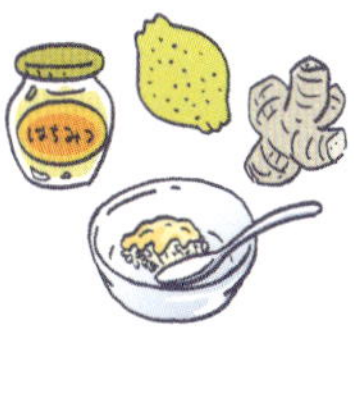

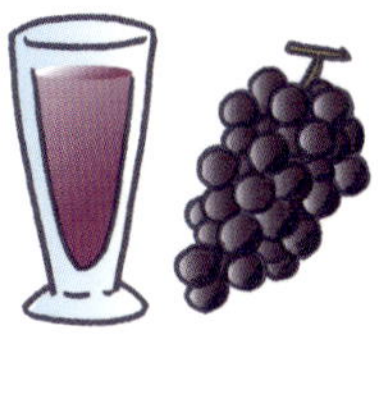

40代から感じる不調は年齢のせいじゃない!?

「階段を上ると息切れがする」「新しいことを始めるとき、ワクワクよりも〝面倒だな〟という思いが先に立つ」「小さい字が見えにくい」「翌日まで疲れが残る」「太りやすくなり、やせにくくなった」などなど。

40歳にさしかかるころから、こうしたからだとこころの変化に気づく人は多いのではないでしょうか。そして若いころには感じることのなかった悩みに対し、「もう年だからしかたない」と諦めてしまってはいませんか。

心身ともに、あらゆる不調があらわれる40代。でも、じつはそれ、年齢のせいではなく、から

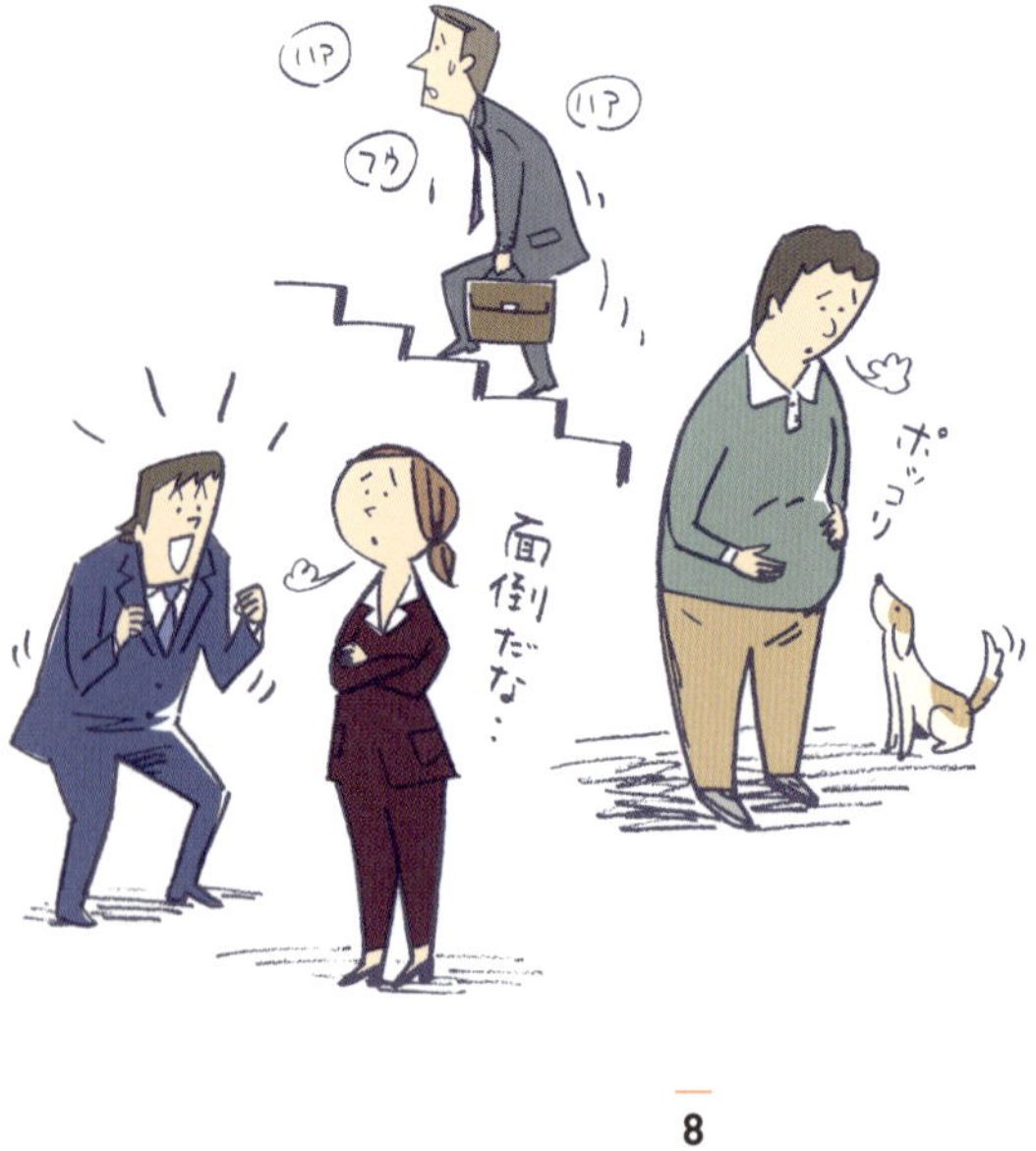

だとこころにたまった「毒素」が原因かもしれません。からだに毒素がたまると、症状として疲労や頭痛、便秘などがあらわれ、口臭や体臭はキツくなります。精力減退もからだにたまった毒素が原因です。こころの不調も同様で、何かにイライラしたり、人をねたんでしまう感情は、ずばりこころにたまった毒素のせいなのです。

　これらの不調を改善するには、からだとこころの毒出しをすればよいのです。そして、毒素をためない生活をこころがけることで、老化現象と思われがちな状態から脱し、体力と気力がよみがえります。そして5歳、10歳と若返ることができるのです。

不調の原因となる、毒素をためる習慣

［生活］

・毎日冷たい飲みものを飲んでいる
・ぐっすり眠るためにお酒を飲む
・週末にハードな運動をすることを習慣にしている
・休日は昼まで寝て平日の疲れをとっている

［食事］

・お腹がすいていなくても決まった時間に食べるようにしている
・夜ごはんをしっかり食べる
・ダイエットのために油を控えている
・勝負のときにはスタミナ食を食べている

毒素の蓄積度をチェックしよう

「毒素」とは、からだとこころにたまった未消化物が、長期間体内に蓄積されて害を与える状態になったもの。私たちが食べたものは、消化も排泄もされずに体内にとどまると、毒素となって蓄積されてしまうのです。まずはあなたの「毒素の蓄積度」をチェックしてみましょう。

チェック1

毒素の蓄積 第1段階

- □体力や気力が衰えたように感じる
- □昼食後に眠くなる
- □からだが重く感じる
- □排便は毎朝あるわけではない
- □食欲がない
- □食べたものがなかなか消化しない

チェック2

毒素の蓄積 第2段階

- □関節の痛みや皮膚のかゆみがあり、症状の出る場所が移動する

チェック3

毒素の蓄積 第3段階

- □唾液がたくさん出る
- □くしゃみや鼻水がたくさん出る
- □下痢が続くことがある
- □下痢ではないが、便が1日に何度も出る

診断結果

チェック1の症状が1個以上

体内に毒素がたまり始めた段階です。まだ不調症状としては軽く、かくれている状態です。

チェック1の症状が1個以上
+チェック2の症状

毒素の量が多くなり、たまった毒素が体内を移動し始める段階です。いろいろな症状があらわれ始めているため、早めの毒出しが◎。

チェック1とチェック3の症状が1個以上
+チェック2の症状

毒素の量がさらに増え、からだが自然に毒素の浄化をしている段階です。症状が悪化してきているので、毒出しを今すぐ実践しましょう。

たまった毒素は粘着性が強く、体内のあちこちに付着して、からだ本来の機能や免疫力を弱め、さまざまな不調を引き起こします。からだやこころに毒素がたまると、毒素を排出するパワーが弱まるため、さらなる未消化物ができ、それが毒素となって蓄積されるという、悪循環におちいる危険性も。健康や若さをとりもどすためには、からだとこころの毒素をためずに上手に排出していくことが重要です。

体力、やる気、肌つや、精力、寿命をも左右する「消化力」

からだにたまる毒素の量は「消化力」によって決まります。つまり、からだの不調を大きく左右するものは、ずばり消化力といえるのです。栄養のありそうなものを片っ端から食べたところで、きちんと消化できなければ、元気になることはありません。そればかりか、どんどん毒素がたまり、より不調をまねいてしまいます。消化のよいものを食べ、それを完全に消化しきることでこそ、若々しいからだとこころはよみがえるもの。消化力をアップして毒出しし、本来の肌つやをとりもどし、気力・体力・精力に満ちあふれた、活気ある毎日をすごしましょう。

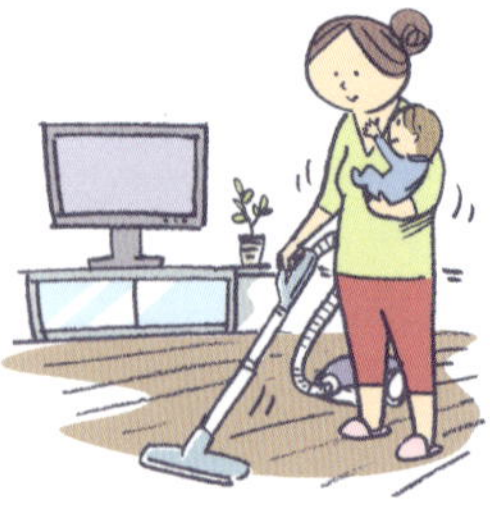

タフなからだがよみがえる

消化力を上げると、体力が復活します。免疫力がアップして健康にもなるので、自然と持久力が出てきます。

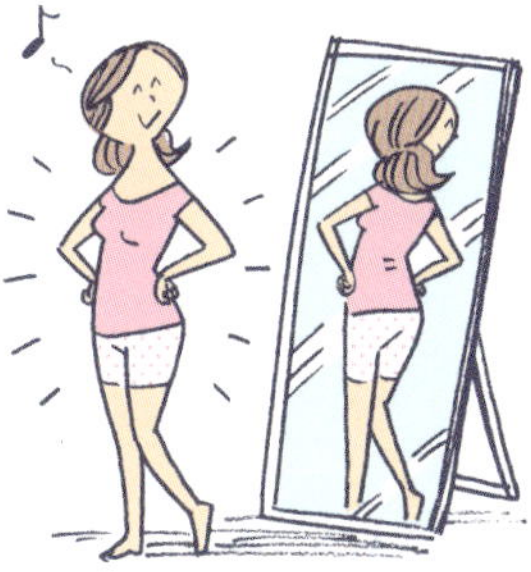

つやつや輝く肌とスリムなからだが手に入る

からだの消化力を上げると、肌はつやつやと輝きだし、ぽっこりおなかもひっこみます。若いころよりも美しくなっているかも。

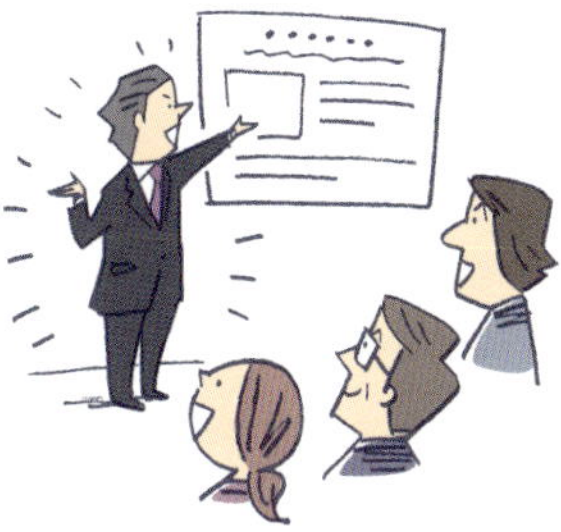

職場での人間関係も良好に

こころの消化力を上げると、嫌なことがあっても落ち込むことはありません。自然と自分に自信が出てきて、あなたは一目置かれる存在に。

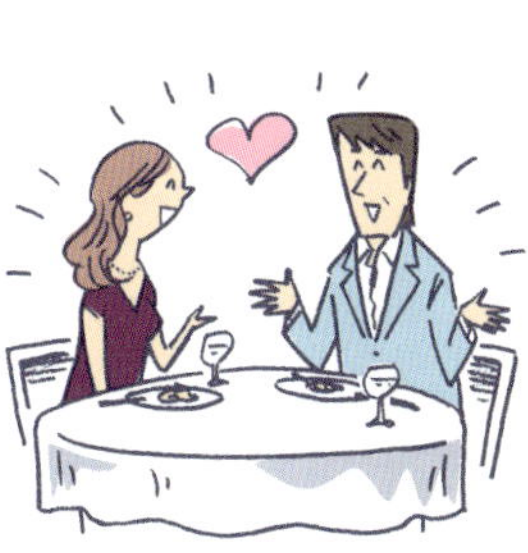

性生活もうまくいく!

消化力を上げると、若いころの活力をとりもどせます。結婚している人は夫婦生活が円満に、結婚していない人は新しい恋人と楽しい毎日をすごせます。

消化力をチェックしよう

消化力は、心身のエネルギーをつくり出すために必要ですが、弱っていると、からだとこころに毒素がたまる原因にもなります。つまり、消化力の低下は老化に直結するといっても過言ではありません。自分の消化力を知り、毒出しに役立てましょう。

チェック

- □何を食べたいかわからず、外食をするときメニューを見てもなかなか決められない
- □普段、空腹感はあまりなく、時間がきたら食事をしている
- □食事をして、本当においしいと感じることが少ない
- □食後しばらくすると、眠くなってしまう
- □食事をすると、以前は元気が出たのに、最近はだるくなる
- □食後2時間経っても、おなかがもたれた感じがすることが多い
- □便は出にくく、粘着性が強く、水に沈むことが多い
- □いつも顔色が悪く、肌がくすんでいる
- □食事量を減らしているのに、なかなか体重が減らない
- □十分な睡眠をとっても疲れがとれず、持久力がない
- □からだが冷えやすく、汗をかきにくい
- □以前よりも気力や情熱が落ちていると感じる
- □最近、記憶力の低下を感じる
- □本を読んでも、内容を理解するのに時間がかかる
- □身近な人が風邪をひいていると、かならず自分もかかる

診断結果

0個
の人

消化力は強く安定した状態

食べたものはきちんと消化されエネルギーになっています。これからも今の消化力を保ち、健康と若さを満喫してください。

1～3個
の人

消化力はやや低下した状態

今は健康上の問題はないかもしれませんが、これ以上消化力が低下しないように整えましょう。

4～6個
の人

消化力の低下が目立ってきている状態

冷えや記憶力・判断力の低下を実感している場合、からだ全体に負担がかかり始めています。早めに手を打ちましょう。

7～9個
の人

消化力は慢性的に低下した状態

毒素が徐々にたまってきているため、健康とはいいきれない状態にあるかもしれません。消化力を整え、毒素を排出しましょう。

10～12個
の人

消化力はかなり弱った状態

毒素がたまってきているようです。すでに病気のサインがあるか、大きな悩みを抱えているかも。消化力を整え、毒素の排出を。

13～15個
の人

消化力は大変弱った状態

毒素がかなりたまっています。今の状態をほうっておかず、消化力をアップさせて、医療機関で受診することをおすすめします。

生命エネルギー「オージャス」が若返りの特効薬

　しっかり毒出しすることとともに大切なのが、からだを元気にさせる物質を増やすこと。その物質とはいわゆる生命エネルギーのことで、インドの伝承医学アーユルヴェーダでは「オージャス」とよばれるものです。オージャスは食事から得られ、食べたものが完全に消化されたときにつくられます。

　しっかり吸収された食べものは血液循環を経て肝臓で代謝されたあと、血しょう↓血球↓筋肉↓脂肪↓骨↓骨髄・神経↓精液・卵子という7つの組織を順につくり、最終的なエッセンスとしてオージャスを生み出します。

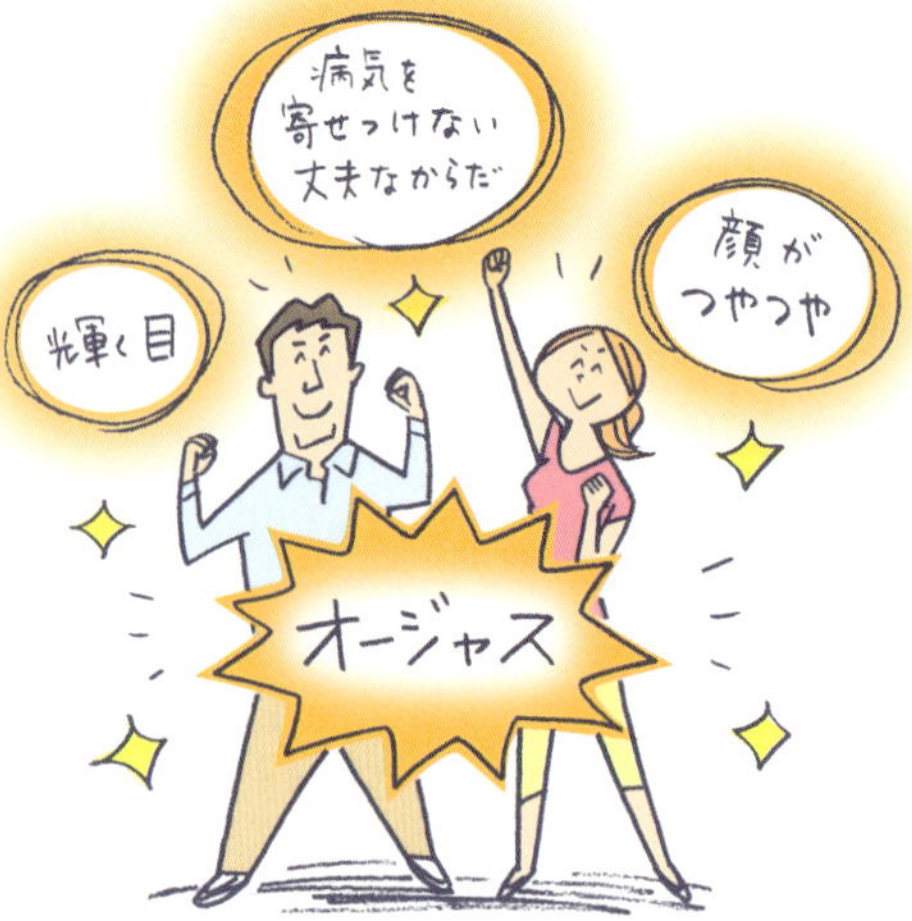
病気を
寄せつけない
丈夫なからだ
顔が
つやつや
輝く目
オージャス

生命エネルギー「オージャス」と7つの代謝

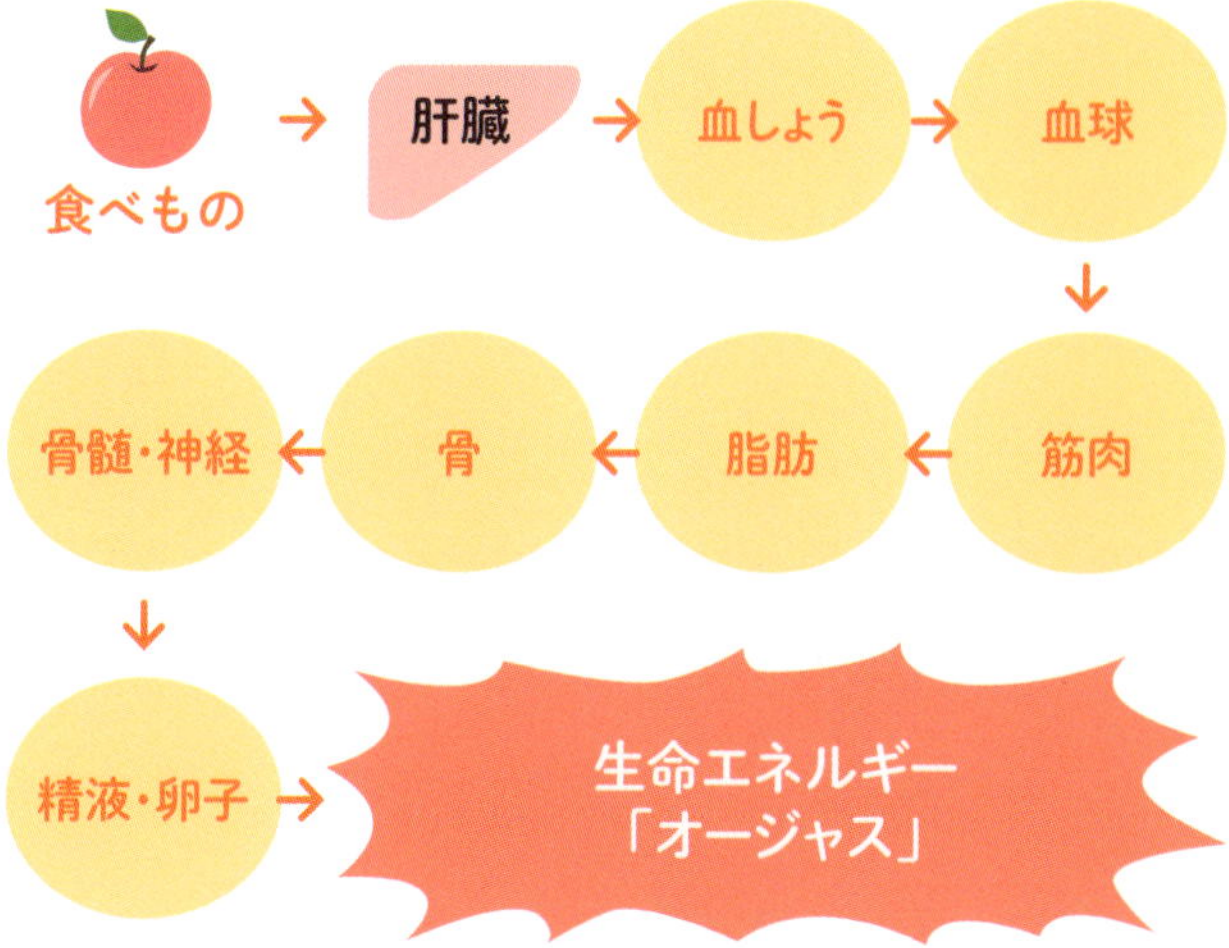

こうしたからだづくりの過程を「代謝」とよびますが、代謝がスムーズに行われるほど、しっかりとしたオージャスがつくられ、からだがさらに強くなるのです。

オージャスの量が増えれば、見た目にも変化があらわれます。声のはり、顔のつや、表情の豊かさ、目の輝きなどが生まれるのです。もちろん免疫力もアップし、からだとこころはパワフルに。こうなるとものごとも不思議とスムーズに回るようになり、人生を楽しめるようになるのです。ただし、オージャスは消耗品。日々補うことが大切です。

男の疲れ、女の疲れ、それぞれの悩みを解消しよう

男性と女性は、そもそもからだの構造が違います。男性のからだは筋肉量が多く消化力が強いために、体内では火が燃えたぎっているので猪突猛進が性に合っています。目標に向かってとどまることなく突き進む。つまり、現象を生きています。また、男性は他者に尽くしていく命です。古来より、村や家族のために獲物を捕らえてくるのは男性の役割でした。誰かのために尽くすという性質が染みついているのです。

一方、脂肪が多い女性のからだは冷えやすく、消化力は弱めです。しかし、女性の豊かなからだは、胎児を育てるということに象徴されるよ

男女の違い

	特徴	能力
男	・体内で火が燃えたぎっている ・消化力が強い	猪突猛進し、他者に尽くす
女	・脂肪が多く、からだが冷えやすい ・消化力が弱い	幸福を育み、拡大する

うに、育む性質をもっています。つまり、女性は現実を生きて幸福を創造し、育み拡大させていく能力をもっているのです。

本来、向かっていく性質をもつ男性。「逆境を跳ね返す力が弱くなったなぁ」なんて思い当たる人は、消化力が弱り毒素がたまっています。

受け入れ、育む性質をもつ女性。「お部屋の掃除ができてなくてお友達なんてよべないわ」という生活をしているようだったら要注意です。

このように男女は性質、能力が異なります。この違いに注意して、日々のすごし方や毒出しを意識することが大切です。

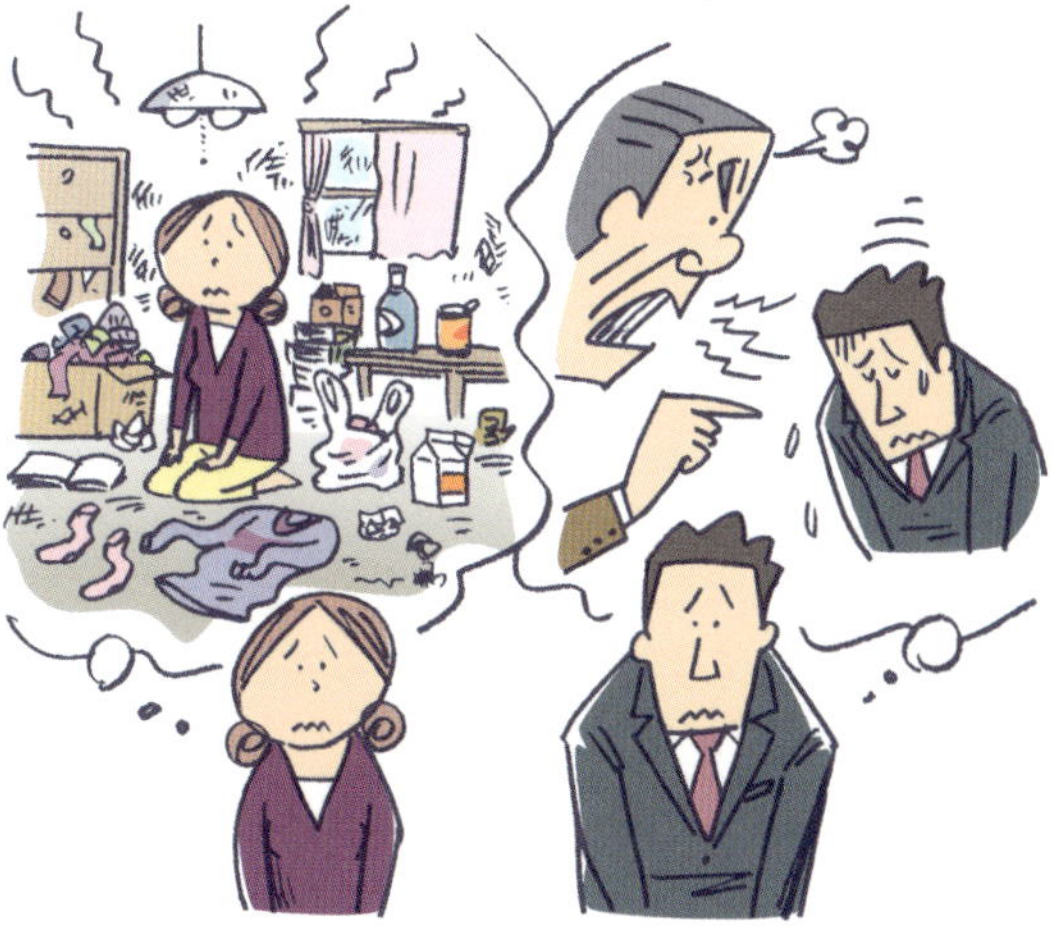

男のからだとこころに合った理想の生き方

「未来に希望がもてない……」と悩んでいても現状は変わりません。せっかく男性に生まれたのだから、男性ならではの幸せを求めましょう！　からだとこころの毒素を出して、自分のからだに合った生き方を！

願望をもつ

「俺はあんなふうになるぞ」という、純粋で明確な願望をもつことが大切。その願望は、自分を完全に肯定し、人のためになるものであるべきです。ビッグマウスといわれても、周囲に意思表示をして、目標に向かって進んでいくのが理想の姿です。

最期まで自分を認めない

男性は、現状に満足してとどまってはいけません。自分を肯定することは大事ですが、自分で自分を認めることは男性にとって終わりを意味します。最期まで今以上の成功と発展を求めて突き進むことで、成長し、幸福を大きくしていくことができます。

忍耐をする

男性は忍耐が苦手な生きものです。しかし、忍耐は自分や人を許容し、育むので、忍耐によって成長を続けることができます。ただし、我慢は忍耐とは異なるもの。我慢は自分や人を否定し、ダメにしてしまいます。その区別をつけられるようになりましょう。

他者の幸せのために尽くす

若いころは自分の好きなことばかりやりがちですが、30歳をすぎたら、妻や子ども、親・兄弟、会社、社会など他者の幸せや豊かさのために行動し続けなければいけません。他者を幸福にすると、かならず自分の幸福となってかえってきます。

女のからだとこころに合った理想の生き方

「自分で選んだ人生だけど、なんだかむなしい……」そんな悩みを抱えていませんか？　そんなあなたは自分の喜びを後回しにしているはず。自分のからだとこころが喜ぶものを追い求めてよいのです！　そこからあなたの幸せが始まります。

憧れをもつ

自分とは比較にならないくらい輝いている憧れの対象をもちましょう。そういった対象がないと、諦めや怠惰につながってしまいます。憧れが自分の枠を大きく超えているほど、素直に吸収したいと思えて、成長が速まり、幸福が近づきます。

最期まで自分を諦めない

女性は最期まで自分を諦めてはいけません。諦めないとは、自分を認め続けて幸福になる努力をすること。たとえば、避けてはとおれない老化に対しても、向き合い、認め、美しさと成熟を求めることを最期まで諦めない。それが自身の内側の幸福につながります。

我慢をしない

女性は男性よりずっと忍耐強い生きものです。そのため、いろいろなことを我慢しがち。しかし、我慢し続けることは、自分自身を見失うことであり、幸せにはなれません。幸福になるための忍耐はしても、幸福を失うことになる我慢は手放しましょう。

自分の幸せを中心にする

他者を育んだり尽くしたりすることに一生懸命になりがちな女性。それで自分が消耗してしまうとむなしさが増すばかり。何かをするときは、一度冷静に自分のためになるかどうかを考えてみて。自分が満たされ幸福でいてこそ、他者を育むことできるのです。

COLUMN　毒出しテクニック1

魔法の栄養ドリンク白湯

からだとこころを復活させるには、たまった毒素を排出することが大切です。もっとも手軽で効き目があるのは温かい白湯を飲むこと。体内の毒素を洗い流してくれるとともに、胃腸の機能を活発にしてくれるので毒出しに効果てきめん！　消化力は格段にアップします。

つくり方

1 やかんにきれいな水（水道水でOK）を入れてフタをし、強火にかける。換気扇を回す。

2 沸騰したらフタをとり、ブクブクと泡がたつ火加減に調整し、10～15分沸かし続ける。

3 白湯の完成。たくさんつくった場合は、冷めないように保温ポットなどで保存する。

飲み方

つくった白湯は飲める程度まで冷まし、すするように飲みます。

効果

・消化力アップ　・冷えの改善
・お肌がつやつや　・ダイエット
……など！

注意　1日に飲む量は、600～800mlを目安にします。たくさん飲んでしまうと、からだの栄養などを流してしまうので逆効果になってしまいます。

PART 1

からだの
老け・不調を治す
毒出し実践法

からだの悩み 1

起きた瞬間から疲れているのは食べすぎのサイン

「いくら寝ても疲れがとれない」。年をとると当然と思われているこの悩み。みなさんを悩ます慢性的な疲れは、からだにたまった毒素が原因かも。毒素がからだの重しとなって疲労感になっているのです。お酒を飲みすぎたり、甘いお菓子を食べすぎたりしていませんか？　残業続きで寝る時間が遅くなっていませんか？　これらの習慣は、スムーズな消化・代謝を妨げ、からだのなかに未消化物をためてしまいます。そして、未消化物が長く体内にとどまると、からだに害を及ぼす毒素になってしまうのです。

解消するためにはまず、「夕食を早い時間に、軽めにとる」ことがポイント。食べる量に消化が追いついていないわけですから、こってりしたスタミナ料理は逆効果です。

そして、遅くとも夜10時半までには布団に入ることを目指しましょう。始めのうちは寝つけなくても、次第にすぐに眠れるようになります。早く寝ると、自然と朝も早起きに。そこでおすすめなのは早朝の散歩（P.28）。朝の軽い運動はからだのバランスを整え、疲れやすい体質が改善します。眠くなったときこそ軽い散歩をしてください。少し歩いてみると、不思議とからだが軽くなるのを感じます。

「疲れ」をためない食生活

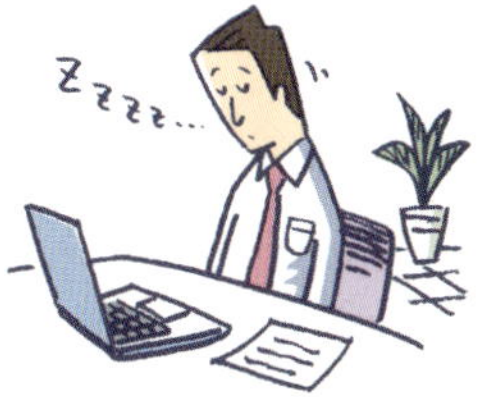

遅い時間の食事はスープに

夕食が夜９時をすぎてしまう人は、夕食をスープやホットミルクだけにするとよいでしょう。週２回だけでも軽い食事にすると効果を実感できます。

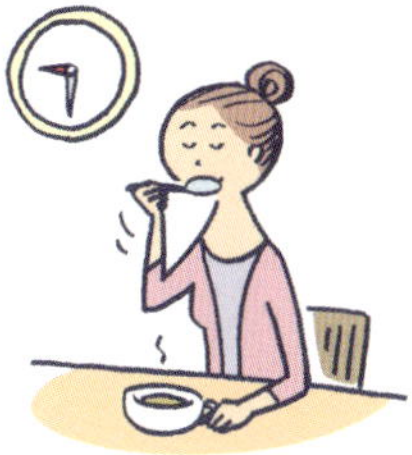

昼寝はNG

日中に寝ると消化力が低下するので昼間に寝たり横になったりするのはＮＧ。どうしても眠たい場合は散歩をするか、座ったまま目を閉じましょう。

男の処方せん

夜遅い時間に夕食を食べたり、お酒を飲んだりすると、毒素がたまって疲れの原因に。できるだけ昼食をしっかり食べましょう。また、夜の入浴はできるだけ短く、ホッとするぐらいが◎。

女の処方せん

疲れのおもな原因は冷え。夕食はからだを温め、野菜や豆の入った消化のよいスープがおすすめ。また、入浴はからだを温める程度に。よい睡眠がとれて疲労は軽くなっていきます。

疲れたからだにNGな食べもの

ここぞ！というとき、景気づけに食べたくなってしまうスタミナ料理。消化しにくいものばかりなので食べたいときは、消化力が高い昼食でいただきましょう。

スタミナ料理はＮＧ

- うなぎ
- 焼き肉
- かつ丼

からだの悩み2

昔と同じ食事量なのに太っていくのは毒素のせい⁉

「食事の量は前と変わらないのに太っていく」という声も、ある程度の年齢からよく聞かれます。みなさん必ず「年をとって代謝が落ちたせい」とつけ加えます。代謝力の低下が太ることにつながるのは間違いありませんが、代謝が落ちているのは、けっして年齢のせいだけではありません。消化力を回復させ、からだにたまった毒素をとり除けば、以前のような代謝、さらには体型にもどすことができるのです。

　そのためにも、食事は決まった時間に。おなかがすいていないときには、消化のよいものを少しだけとるという工夫も必要です。ただし、一般的にはヘルシーでからだによいとされる、魚やネバネバ系（納豆や山芋など）には消化しにくい重い・脂っぽい・甘いといった特徴があるので、できるだけ避けましょう。代謝機能アップのためにおすすめなのは、スパイス類。とくに、コショウやしょうがなどが効果的です。日本茶の苦味と渋味には食欲を抑える働きがあるので、食事のシメに飲むといいでしょう。

　また、よく「メタボ対策に運動を」といわれますが、適切な運動をしないとダイエットには逆効果。P.28で適切な運動を紹介しているので参考にしてください。

「ダイエット」に効く食材と効能

食材	効能
スパイス （クミン、ターメリック コショウ、コリアンダー、しょうがなど）	消化を促進する効果大。料理の味つけだけでなく、食後にお湯で溶かしてハーブティーのように飲むのもよい。
日本茶	消化機能を少し下げる作用があるが、独特の苦味と渋味が食事のシメとしては◎。過食を防止してくれる。

＋適切な運動を！

男の処方せん

男性の場合、消化力は若いころとほとんど変わらないので、太る原因は過食です。しかし、昔より贅沢なものを食べたり、遅い時間に食べたりしていると胃腸に負担をかけているかも。

女の処方せん

太りやすくなったのは、消化力と代謝力の低下が原因です。白湯を飲んで胃腸を温め、からだを冷やす甘いものを控えると、消化力と代謝力は回復します。

太ったからだにNGな食べもの

基本的に消化しにくいものは避けましょう。夜遅い食事もNGです。

消化しにくい食べもの

・牛肉や魚などのからだに負担のかかる重いもの
・とりすぎると血管などに詰まりやすいネバネバ類
・脂っぽい、甘い、酸っぱい、塩辛い味のもの

疲れるまでの運動は逆効果

食事量を減らしても体重が減らないとき、筋力を増やそうとして運動に励みがちです。しかし、体力の50％以上を使う運動を続けていると、かえって消化力が落ち、太りやすい体質をつくってしまいます。平日忙しいからといって、週末に集中して激しい運動をするのはかえってからだに負担をかけているのです。正しい運動は、うっすら汗をかき、息が切れて口で呼吸をし始める程度。そこで手軽に毎日できる運動としておすすめなのが、食後の散歩です。早歩きなどせず、ゆっくりした散歩で効果が実感できます。

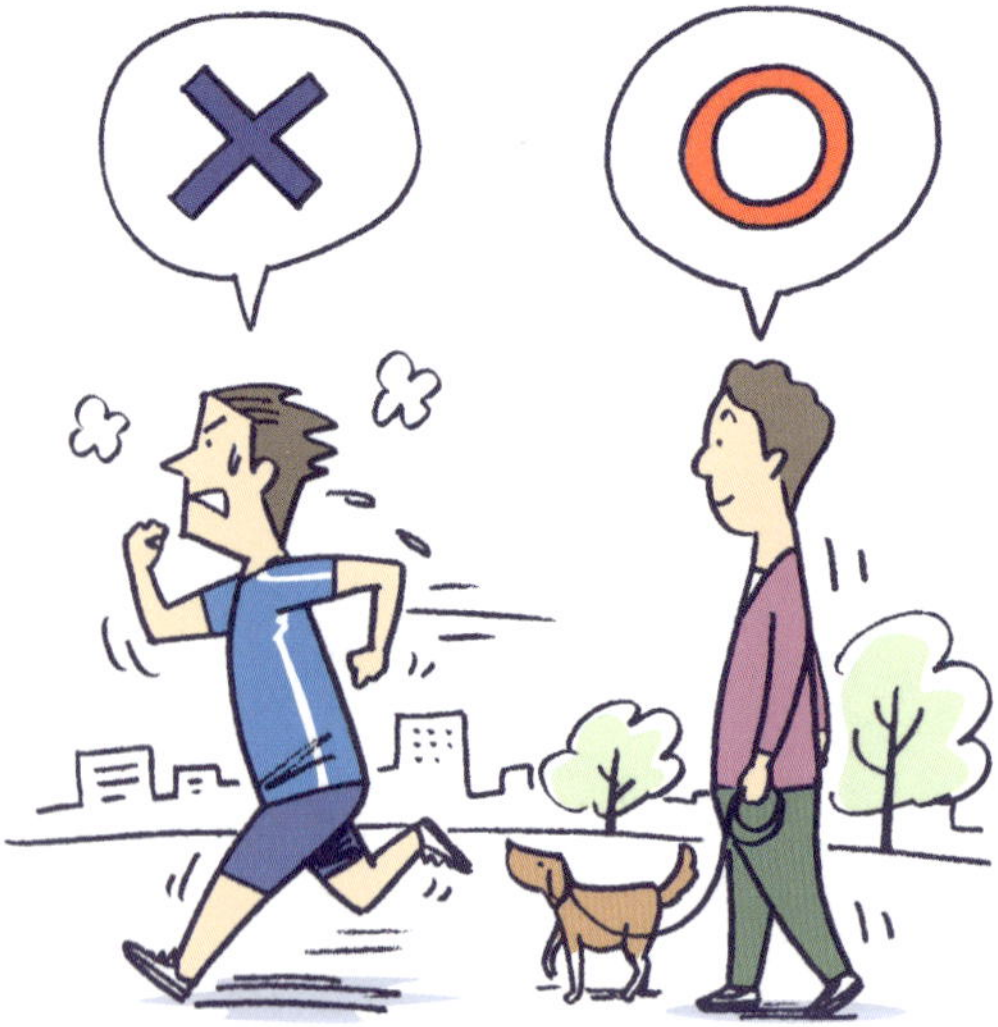

ダイエットに効果がある散歩の方法

1. 食事を終える
2. 5分ほどその場で休憩をする
3. 15分ほどゆっくりぶらぶら散歩する

さらに効果アップのポイント

・日中に行う

➡夕方以降の運動は消化力の負担になるので避ける

・散歩から帰って白湯を飲む

➡消化力と代謝力が活発になり、脂肪が燃焼する

からだの悩み3

高血圧の原因は肉を食べたせいだった！

血圧の高低にも、食べものが深く関わっています。上の血圧は緊張やストレスで上がりますが、下の血圧は食べたものが関係します。高血圧で悩んでいるあなた、肉や魚を食べすぎていませんか？　肉や魚をたくさん食べると、からだのバランスが大きく乱れてしまいます。揚げもの、冷たいもの、新米、豆腐、さつまいも、ヨーグルト、チーズ、砂糖、卵、バナナ、桃、アボカド、プルーンなどといった食べものにも要注意。これらには消化しにくく体内にたまりやすい特徴があり、まず下の血圧を上げ、続いて自動的に上の血圧も上げてしまいます。

ゆっくりと野菜中心の食事に切り替えていきましょう。その際、野菜はサラダなど生ではなく、消化しやすい温野菜で食べるようにすれば、血圧問題は落ち着いてくるでしょう。また、肉を食べるときはなるべく脂身を避け、意識して鶏肉を選ぶとさらに◎。時間も夜ではなく、昼に食べるようにしてください。

普段から肉や魚といった消化しにくい食べものをたくさん食べていると、高血圧だけでなく緑内障をわずらう危険も高まってしまいます。肉や魚は、自分の消化力に合わせて食べるようにしましょう。

「高血圧」を防ぐ肉の食べ方

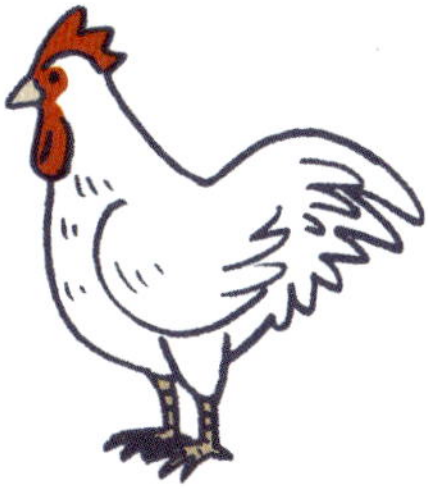

肉は鶏肉がベター

鶏肉のなかでも、脂身は少なければ少ないほど消化がよいので、もも肉よりはむね肉を、むね肉よりはささみを選ぶようにするとよいでしょう。

牛肉、豚肉はNG

鶏肉と並んで一般的な牛肉と豚肉ですが、これらは消化しにくい食材です。ラムなどほかの4足歩行の家畜の肉も同様です。

食べるときは、脂身を除く、薄くスライスする、しょうがやスパイスと一緒に食べるなど、消化しやすい食べ方をこころがけましょう。

男の処方せん

男性は、働きすぎなどで上の血圧が上がりやすい傾向が。さらに、肉など消化の悪いものを食べていると下の血圧も上昇してしまいます。無理をせず、消化のよい食事が◎。

女の処方せん

太ることで下の血圧が上がり、自動的に上の血圧も上がってしまう傾向があります。まず下の血圧を上げないことが大事なので、太りすぎないように、消化に悪い食事は控えましょう。

高血圧にNGな食べもの

ソーセージやハムなどの加工品は、保存目的につくられており、オージャスが減っています。食べるのはときどきにしましょう。食べるなら旬の野菜と煮て温かいスープにするなど、一緒に調理する食材を工夫して、健康的なバランスになるようにこころがけて。

からだの悩み4

すし、刺し身……大好きな生ものは美肌の大敵!?

すし、刺し身、サラダ……「ぜんぶ好物!」という人も少なくないのでは。でも、これらはすべて肌に悪いものばかり。生ものは消化が悪いので、からだのなかに未消化物がたまります。こうした未消化物の蓄積が、吹き出物としてあらわれるのです。大人ニキビといわれるあごに出る吹き出物も、肉や魚、揚げものなどの食べすぎで、からだに未消化物がたまったことが原因です。人によっては何年も経ってから出てくることもありますが、「肌トラブルの原因はすべて未消化物にある」と考えてよいでしょう。

アーユルヴェーダの「夕食は夜8時まで、9時まではホットミルクなら飲んでよい、それ以降は白湯のみ」という教えは、美肌づくりにも効果絶大! 夕食が遅くなる場合は、スープや日本そば、葉物野菜、豆類など軽いものを。

また、太白ごま油という、白いごま油を熱処理（P.123）したごま油でうがいやマッサージ（P.122）をするのもおすすめ。からだを温める効果があり、美肌効果だけでなく体調を根本から整える力もあります。

食用油には、無塩バターからつくるギー（P.63）を使うのがおすすめ。良質な油分が肌に潤いを与えてくれます。

「美肌」をつくるごま油うがい

太白ごま油を熱処理する（P.123）

↓

小さなスプーン2～3杯ほどを口に含み、
通常のうがいと同じように口の中をゆすぐ

↓

ごま油はすぐに吐き出さず、数分間は口に含んだままにする

↓

口から出す

効果

- 口内炎や風邪の予防
- 肌つやがよくなる
- 声に張りが出る　など

男の処方せん

消化しにくい揚げものなどを好んで食べる男性は、肌がギトギトして脂っぽくなりがち。脂っぽいものは控えましょう。魚は焼いたものではなく、蒸したり煮たりしたものが◎。

女の処方せん

女性の肌荒れには冷えが大敵。からだを温めて消化をよくすれば肌はつやつやと輝きます。また、男性と違い、肌が乾燥しやすいので多少の油分は必要です。良質な油をとりましょう。

美肌をつくる毒出し習慣

朝起きたときや外出からもどったとき、長時間部屋にいるときや暖房を使っているときは、意識して換気を行うことが大切です。部屋の空気はからだとこころに影響します。もちろん肌の代謝にも。こもった空気を入れ替え、エネルギーの停滞を防ぎましょう。

からだの悩み5

冷えをとれば不調の9割は治る！

「冷え」は万病のもとといわれますが、実際に「体温が1℃下がると、免疫力は数10％下がる」という説もあるほどです。では、冷えはなぜ起こるのでしょうか。おもにその原因は、「食べすぎ」「冷たいものの飲みすぎ」「夜遅い食事」の3つ。要するに、長年の食生活の乱れによって胃腸が弱っていることが原因です。胃腸の機能の低下が消化力を弱め、最終的にからだ全体を冷やしてしまっているのです。

冷えをとるには、まず胃腸を温めることが大切です。胃腸が温まると全身の機能が活性化し、代謝も免疫力もアップします。具体的には、「食事時または食事代わりに、スープなど温かいものを飲む」「半身浴をする（P.36）」「部屋を暖かくする」といった対策をとりましょう。なかでも、温かい白湯を飲むのは効果的。白湯にはからだを内側から温めるだけでなく、未消化物を洗い流してくれる効果があります。また、食事のメニューとしては温野菜、マグロやカツオなど赤身の魚を加熱したものがおすすめです。

反対に、冷えをまねく要素としては「スタミナ食を食べる」「朝食をたっぷり食べる」「間食をする」「夜食をする」「夜間の運動全般と日中の激しい運動」などがあげられます。

「冷え」をとるにんにく活用法

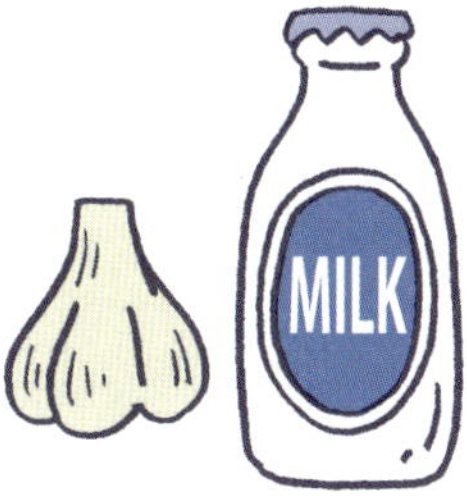

「にんにくドリンク」

牛乳コップ1杯に、ひとかけらのにんにくをすって加え、火にかけます。少し煮込んだらにんにくをこします。飲めば元気がみなぎります。

生食には注意

スタミナ食材にんにく。生のまま食べることもありますが、からだが活動的になりすぎるのでおすすめできません。食べるときはよく加熱することが大切。とくにギー（P.63）で炒めたものは、滋養とオージャスがたっぷりです。1日にひとかけらを目安に食べましょう。

男の処方せん

冷えを実感している男性は少ないですが、からだやこころに不調があるなら、本当は冷えているのかも。軽い運動（P.28）をして、冷えの原因である脂肪を燃やすことが大切です。

女の処方せん

脂肪が多い女性のからだは本来冷えやすいもの。しかし消化力が低下していると冷えは深刻に。白湯を飲んでからだを芯から温めて。そのうえで手足が冷たいなら厚手の靴下を。

冷えをまねくNGな習慣

意外なようですが、「嘘をつく」こともオージャスを減らして冷えをまねきます。たとえよかれと思ってついた嘘でも、こころの底では苦痛となり、毒素となってたまります。怒りなどのネガティブな感情も同様です。穏やかに、誠実でいることをこころがけましょう。

正しい半身浴で冷えとり効果増大

からだを外から温める方法。それが半身浴です。ただし、半身浴も正しいやり方をしないと逆効果になります。大量に汗をかいてしまうと、からだは疲労して冷えてしまうことがあります。また、長時間の入浴は寝つきを悪くし、夜中に目が覚める原因に。さらに、熱めのお湯だとからだにストレスがかかり、自律神経が乱れます。半身浴でからだを温めるためには、朝から夕方までの早い時間に入ること、そして20分以内にお風呂から出ることが大切です。

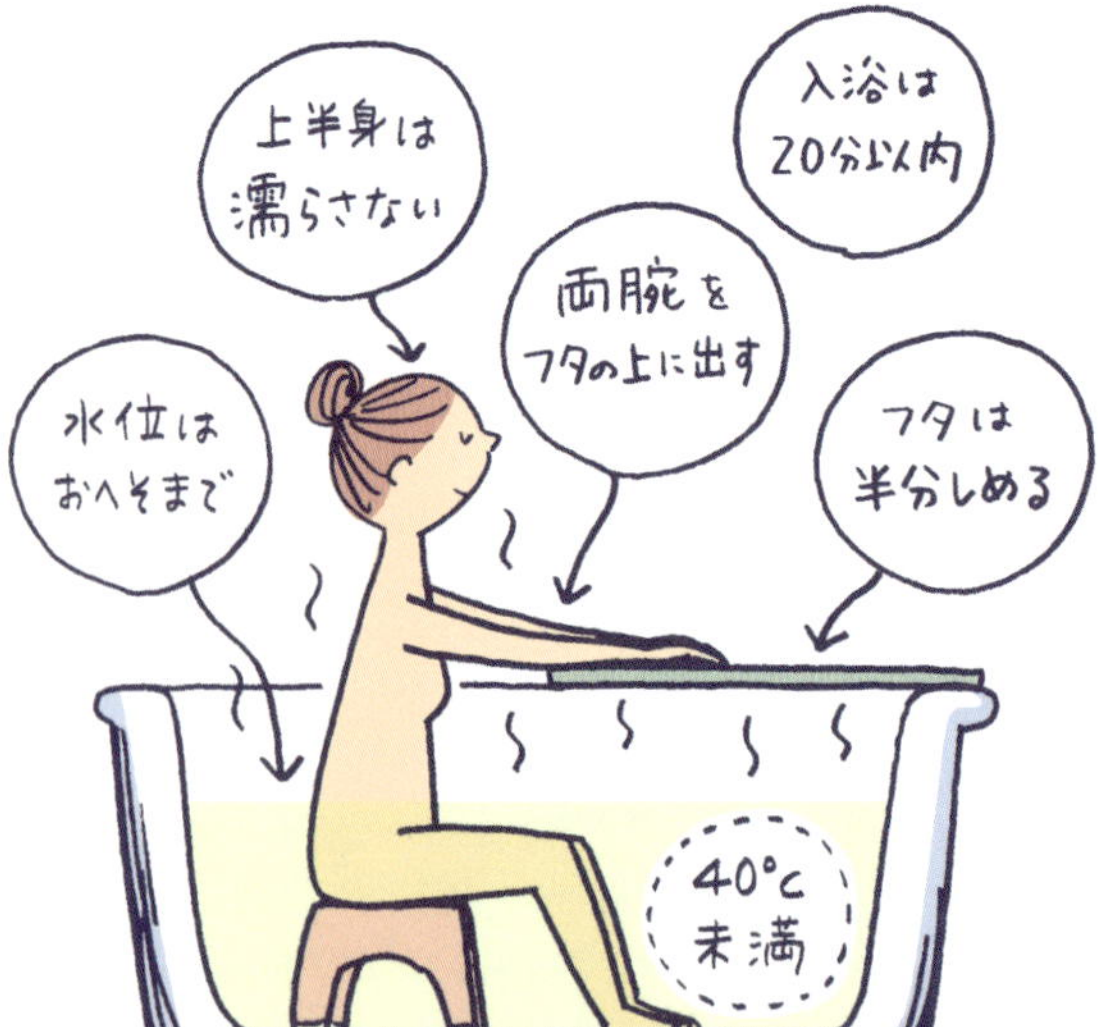

入浴は
20分以内
上半身は
濡らさない
両腕を
フタの上に出す
フタは
半分しめる
水位は
おへそまで
40℃
未満

効果的な半身浴

1. お湯の温度はぬるめの40℃未満
2. 半身浴の前に上半身を濡らしたり、洗ったりしない
3. イスなどに座って、お湯につかるのはおへそのあたりまでにする
4. バスタブのフタは半分しめ、両腕をフタの上に出す
5. うっすらと汗をかく20分以内にお湯から出る

さらに効果アップのポイント

・毎日入る
➡短時間で汗が出るようになる

・半身浴のあとに白湯を飲む
➡消化力と代謝力が活発になる

からだの悩み6

あれほど悩まされていた頭痛がスッキリ消えた！

多くの人が悩まされている頭痛。基本的に、頭痛の種類は「ズキズキするような緊張性の頭痛」「周期的に激しい痛みが出るいわゆる偏頭痛」の大きく2つにわけられます。パソコンなどの見すぎによって起こる前者のケースが多いようですが、それ以外にもからだにたまった毒素のせいでエネルギーのバランスが乱れ、頭痛になることもあります。タイプによって対処方法は異なりますが、いずれも飲酒や辛いものなど刺激物は避けましょう。

「緊張性の頭痛」がある人は、「温める」が基本。オイルマッサージ（P.122）などで頭を温めて血行をよくし、リラックスしましょう。温かい食事や熱めの白湯をとると、痛みは徐々に和らぎます。「いわゆる偏頭痛」の人は、「冷やす」が効果的。冷ました白湯や、牛乳に小さじ4分の1ほどのターメリックを溶かしたものを空腹時に飲むのもよいでしょう。

このほか、リラックスしているのに頭が重く感じる場合は、ヨガや散歩など適度な運動を。常にまたは不規則に頭痛がある場合は、毒素がたまっていることが原因なので、白湯やしょうがで未消化物を燃やします。これらで改善しない場合は、診察を受けましょう。

「頭痛」のときの味噌としょう油の食べ方

日本が誇る発酵食品、味噌としょう油。古くから食べ慣れているので、日本人のからだに合った食材です。とはいえ、塩分が高いため、からだには刺激物となってしまいます。とくに、頭痛があるときは、薄味にするなどして食べ方を工夫しましょう。

食材	対策
味噌	発酵期間が短いものや麦味噌を使う
しょう油	単独で口に入れるのを控え、加熱調理して使う

男の処方せん

男性は、激しい吐き気をともなう偏頭痛が多い傾向に。からだを温めたり、お酒を飲んだりするのはNG。入浴も控えて。冷たいタオルで頭を冷やすなどしてからだを冷やすのが◎。

女の処方せん

女性はキリキリとした緊張性の頭痛が多い傾向に。食事とオイルマッサージでからだを温めるのが◎。この頭痛は肩こりが原因の場合もあるのでこりには注意して。

頭痛をまねく肩こり

肩こりの原因は、血液中に毒素がたまり、血流が悪くなっているから。ひどい肩こりは緊張性の頭痛の原因になるだけでなく、脳梗塞を引き起こす可能性もあるので、慢性化しないよう気をつけましょう。白湯を飲むなどしてからだを温め、血流を改善するのが◎。

からだの悩み 7

関節が痛い人はヨーグルトを食べるとNG!?

四十肩、五十肩などの肩の痛みをはじめ、年を重ねるごとに増えていくのが関節の痛み。これらの症状は、じつは、からだの乾燥によって起こることが多いのです。若いときにスポーツに熱中していた人の場合、中年期になってひざやひじなど当時痛めたところがうずきだすことが多いですが、こうした症状も同様。古傷には、乾燥の原因が残っているのです。一般的に人間のからだは、50歳をすぎたころから水分が失われ始め、乾燥しやすくなります。乾燥できしんでいるところを無理に動かすから、熱をもって炎症を起こし、痛みが出るのです。

そこで効果的なのが、ギー（P.63）やひまわり油など良質な油を適度にからだにとり入れること。朝食や昼食は抜かずに、温かい食事をとりましょう。冷たいもののとりすぎは、乾燥を悪化させてしまいます。

なかでも避けるべき食材はヨーグルト。健康にいいといわれるヨーグルトですが、じつは非常に冷たく消化しにくい食品です。さらにヨーグルトの未消化物や毒素は関節にたまる傾向があり、関節痛の原因になることも。ヨーグルトの摂取をやめただけで、関節痛が軽減された例もあるほどです。

「関節痛」を防ぐ油の種類と効果

油の種類	酸化	効果
白ごま油	しにくい	からだを温める
ひまわり油	しやすい	からだを温める
オリーブ油	しやすい	からだを冷やす

※酸化した油はからだに有害なので、酸化しないように暗所で保存するなど保存方法に注意しましょう

男の処方せん

おもな原因は消化に悪い食事。満足に消化できていないため、関節に毒素がたまっています。消化しやすい食事をして、かつ、からだを温めるなどして消化力をアップさせましょう。

女の処方せん

女性に関節リウマチが多いのは、消化力が弱くて毒素が関節にたまりやすいから。消化力の低下がおもな原因です。胃腸を温め、ちゃんと寝るようにこころがけて。不規則な生活もＮＧ。

ヨーグルトのOKな食べ方

ヨーグルトは関節痛に×。しかし、「ヨーグルトが大好きで我慢したくない」という人は、水を少しずつ加えながらかき混ぜ、５倍ぐらいに薄めた「ラッシー」にして飲むとよいでしょう。非加熱のはちみつやクミンなどのスパイスを加えると栄養も風味もアップします。

からだの悩み8

疲労・乾燥・冷えの解消で老眼にさよなら！

近くのものが見えにくくなるいわゆる「老眼」や、聴力の衰えなどは、「生理的な老化」と片づけられてしまいがち。たしかに加齢による側面も否定できませんが、長年の疲労・乾燥・冷えがたまったせいで起こることも多いのです。

からだが冷えれば必然的に消化力が落ち、消化力が落ちれば代謝ができず、目や耳に十分なエネルギーが行きわたりません。症状の根本的な解決には、胃腸の力を強めてエネルギーを回復させることが不可欠です。

まず見直すべきは、食生活です。冷えて乾燥したからだを潤わせるために、ギー（P.63）など良質な油を摂取しましょう。さらに、疲労や冷えで低下した消化力を回復させるために白湯、しょうがなどをうまく使い、規則的な食事をとることをこころがけてください。

「老眼まではいかないけど、目の疲れやかすみがひどい」という場合は、目だけでなく脳も疲れています。脳のエネルギー源はブドウ糖ですが、そのブドウ糖をもっとも効果的に補えるのが、はちみつです。非加熱の生はちみつを、空腹時に単独で食べるようにしましょう。量は、毎日小さなスプーンで3杯まで。ただし、40℃近い高熱のときは食べてはいけません。

「老眼」を防ぐ食生活

ギー（P.63）など、
良質な油をとる

↓

乾燥したからだが潤う

・白湯を飲む
・しょうがを食事にとり入れる
・規則的に食事をとる

↓

低下していた消化力・
代謝力が上がる

↘ ↙

目・耳・脳にエネルギーが十分に行きわたる

男の処方せん

男性の場合、五感の衰えはからだに毒素がたまっている証拠。活動しすぎて疲労を抱えていたり睡眠不足ではありませんか？ 毒素をためないよう、十分に休息をとりましょう。

女の処方せん

からだの冷えや乾燥に注意しましょう。白湯を飲んだり、太白ごま油で全身オイルマッサージ（P.122）をしたりするのが効果的。生の太白ごま油を料理の仕上げに垂らすのも◎。

老眼にOKな食べもの

油のなかでいちばんのおすすめはギー（P.63）。不純物を含まず、滋養にあふれています。野菜炒めやスープに使用し、毎日でもとりたいもの。バターの代わりにパンに塗るのもよいでしょう。ただし、コレステロールが高めの人はとりすぎに注意して。

からだの悩み9

消化力と代謝力をアップさせてむくみにさよなら

本来なら、食べたものはきちんと消化・代謝され、栄養素となってからだのすみずみに行きわたらなくてはならないもの。しかし、血液中に未消化物や毒素がたまってしまうと、重く沈んで下半身にたまります。熱は軽いので上半身に行きやすいですが、冷えは重いために下半身に沈みがち。体液も足にたまってしまいます。はいている靴下の跡がついたり、夕方近くに足がむくんでしまったりするのは、そのせいです。むくんだ足のマッサージなど、症状が出てからその場しのぎの対処をするのではなく、むくみやすい体質そのものを毒出しで変えていきましょう。

そのためには、胃腸を強くして消化力をアップさせることが大事。血液中の毒素が浄化されて血液がスムーズに流れるようになれば、むくみも自然と消えていきます。

生ものやサラダなどからだを冷やす食べものは避け、消化によい温かい食事を。飲みものも白湯やしょうが白湯（P.59）など、からだを温めるものをとりましょう。なかでも、温かい麦茶をこまめにとるのは効果的です。また、半身浴（P.36）も効果大。朝か夕方がベストですが、夜でもかまいません。

「むくみ」予防に温かい麦茶を

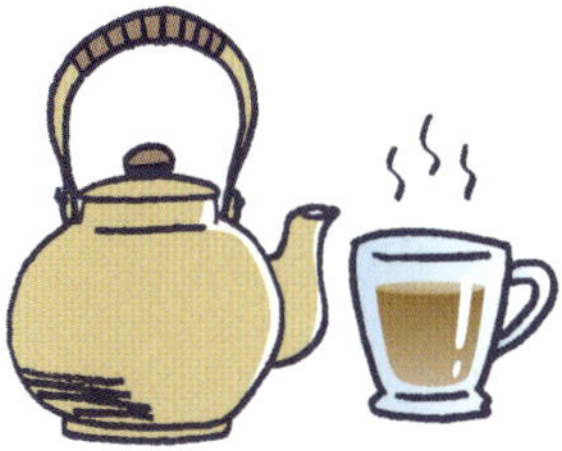

便秘にも効果あり

麦茶には、利尿作用があるため、むくみが気になる人は積極的に飲みましょう。また、大麦に含まれる水溶性の食物繊維は便秘にもよいとされています。そして、甘味と苦味が食欲を抑えてくれるという、さらなるメリットも！

麦茶のつくり方のコツ

市販の麦茶パックを煮出します。水出しではなく、火で煮出すことが大事です。煮出したパックは必ずすぐにとり除き、その日のうちに飲みきりましょう。

男の処方せん

お酒の飲みすぎはむくみ体質をまねきます。宴席ではお酒を飲みながら消化に悪いものを食べがちなので、消化不良でからだに毒素がたまっています。お酒を控え、過食に注意して。

女の処方せん

ケーキのような冷たくて甘いものを食べすぎて、消化力が落ちてしまうのが原因の場合も多いです。からだを冷やすような食べものは控えて、からだを温める白湯を飲みましょう。

むくみを防ぐ毒出し習慣

オイルマッサージ（P.122）は、からだの緊張をほぐし、血行をよくして代謝を高める効果があります。むくみには効果抜群です。時間がないときは、足のマッサージだけでも◎。毎日少しでも足の裏をほぐすと、むくみにくいからだに変わっていくのを実感できるはず。

からだの悩み10

アルコールに弱くなったら白ごま油が効果あり

残念ながら、お酒はオージャスを激減させる飲みもの。飲んでいると免疫力がどんどん低下してしまいます。なかでも、ビールやシャンパンなどの発泡系のお酒はオージャスを破壊するだけでなく、炭酸が胃を刺激するため、食欲が増えてしまいます。とはいえ消化力が上がるわけでもなく、逆に冷たいビールやシャンパンは消化力を下げてしまうだけ。からだには毒素がたまる一方です。

「お酒にめっきり弱くなって」という悩みには「では飲むのをおやめなさい」といいたいところですが、アルコールにはリラックス効果があり、生活の楽しみになるのも事実。であれば、極力からだへの負担を軽減させる飲み方をしましょう。

できればお酒は週末などの日中に楽しむようにしましょう。日中に飲むお酒は満足感が大きいだけに、お酒もよりおいしく感じ、少ない量ですむことでしょう。

加えて、肝臓を強くするために、白ごま油を積極的にとりましょう。ごまに含まれるゴマリグナンという成分には抗酸化作用があり、肝臓の機能を助けてくれます。とり続けることで、二日酔いが軽減されるといわれています。

「肝臓を強くする」ごま効果

炒ってないごまを食べる・オイルマッサージ（P.122）をする

↓

肝臓　活性酸素 DOWN　代謝 UP

↓

お酒に強いからだになる

私たちが食べたものは、消化され、すべて血流にのって肝臓に入っていきます。肝臓では酸素を使った代謝が活発に行われていますが、代謝を邪魔するのが活性酸素です。ごまには活性酸素を不活性化するゴマリグナンという成分が含まれているので、ごまをからだにとり入れることで、肝臓での代謝をスムーズにすることができます。

男の処方せん

本来、40代男性の消化力は、若いころとそんなに変わりません。お酒に弱くなったのは、肝臓の働き以上にお酒を飲んでいるから。ごまを食べて肝臓を酷使するより、飲む量を減らして。

女の処方せん

40代女性は消化力が落ちています。肝臓を元気にするためにごまをとりましょう。食べるのもよいですが、肌に太白ごま油を塗るオイルマッサージ（P.122）は胃腸への負担がなくて◎。

飲酒時の毒出し習慣

お酒を飲むときは、白湯を一緒に飲むのがおすすめ。通常、チェイサーには水を使いますが、水では胃腸を冷やし、消化力を弱めてしまいます。白湯でからだを温めると、からだへの負担が減るうえに、お酒を飲む量も減るので一石二鳥です。

からだの悩み11

便秘は冷えと並ぶ「万病のもと」

冷えと並んで「万病のもと」といわれるのが「便秘」。便秘は痔や腰痛の直接原因になるだけでなく、体内バランスを乱してメンタルや神経系の病気を引き起こすこともあります。便秘の正体は「体内に残ってしまった未消化物や毒素のかたまり」。消化力が弱っている人の多くはからだが冷えており、腸の働きもよくありません。ですから、便の詰まりがなかなか解消されないのです。

人間のからだはもともと、朝の時間帯に排泄したくなるようになっているもの。それなのに、朝の時間を慌ただしくすごしていると、欲求を感じなくなったり、無意識に我慢してしまったりすることがあるのです。大切なのは、自然の生理欲求・機能をとりもどすこと。便秘が続くという人は、朝の時間にトイレに座る習慣づくりから始めてください。まずは力まず、出なくてもがっかりせず、毎日5分ほどトイレに座ることが大切です。

起床時・食事時に白湯を飲むとよいでしょう。人によっては飲み始めたその日に、多くの場合一週間ほどで便通がもどってきます。白湯のほかにも、起床時にレモン塩白湯を飲むのも効果的です。

レモン塩白湯で「便秘」解消

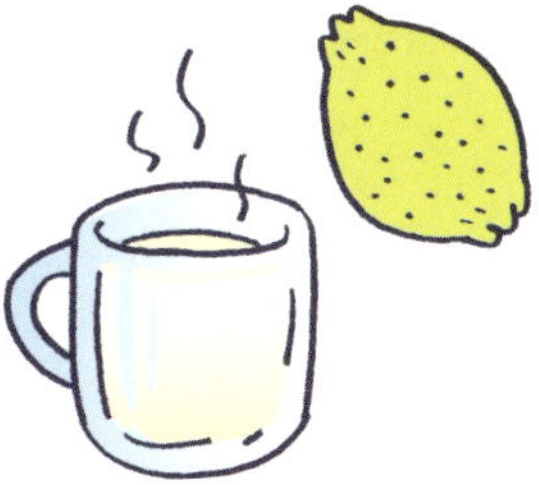

レモン塩白湯のつくり方のコツ

水を沸かして沸騰させたら、中火でフツフツする火加減で10～15分程沸かします。コップに注ぎ、レモン汁数滴と塩をひとつまみ入れて完成。

お肌もつやつやに

便秘に悩んでいる人は、朝に飲むのがおすすめ。塩とレモンはからだの浄化力を高めるので、便秘には効果大。飲み口はほのかに甘く、レモンの酸味でスッキリ爽やかな気分になります。また、美肌効果も期待できるので、吹き出物が気になる人にもおすすめです。

男の処方せん

男性の便秘は、おもに食べすぎが原因。消化力以上のものを食べています。消化のよいものをよくかんで食べましょう。夜遅い時間に食べると、消化に負担がかかるのでＮＧです。

女の処方せん

女性の便は、かたくてコロコロしがち。決まった時間に排便できないという悩みも多いでしょう。不規則な生活や、便意の我慢はＮＧです。白湯を飲んで胃腸を温め、生活を見直して。

便秘にNGな飲みもの

よく「便秘には冷たい飲みものが効く」といわれますが、これは下痢を引き起こすだけで、体質からの便秘改善はとうてい見込めません。また、「水を飲むのはからだにいいこと」といわれていますが、からだが冷えて消化力が弱まるので、適量をこころがけましょう。

からだの悩み12

おしっこをスムーズに出し切る秘策、あります

年齢を重ねるごとに、とくに男性に増えてくるのが「おしっこの出が悪い」という悩み。放尿がちょろちょろとして勢いがなく、出終わるまでに時間がかかり、終わり方もポタポタして切れが悪い。こうした症状が起こるのは、前立腺が肥大し、尿道が締めつけられてしまうためです。自覚症状といってもこの程度なので、気にしない人も多いようですが、前立腺肥大は病気のひとつ。ほうっておいてよいことはありません。

前立腺肥大の原因は、一般的には加齢や尿意・射精の我慢からくるとされていますが、神経系の乱れもおおいに関係しています。症状を改善させるには、緊張やストレスのない穏やかな日々を送り、からだに毒素をためないことが肝心。これらをシャットアウトすることは難しいですが、まずは寝る直前まで見ていたテレビやパソコンをやめることから始めましょう。これは、質のよい睡眠のためにも効果的です。さらに、夕食は早めの時間帯にとりましょう。理想は夜8時までに夕食を終え、10時すぎには布団に入る生活です。

この習慣を続けることで前立腺の腫れは引き、尿にも勢いと切れがもどってくるでしょう。

「排尿トラブル」を防ぐ大麦湯

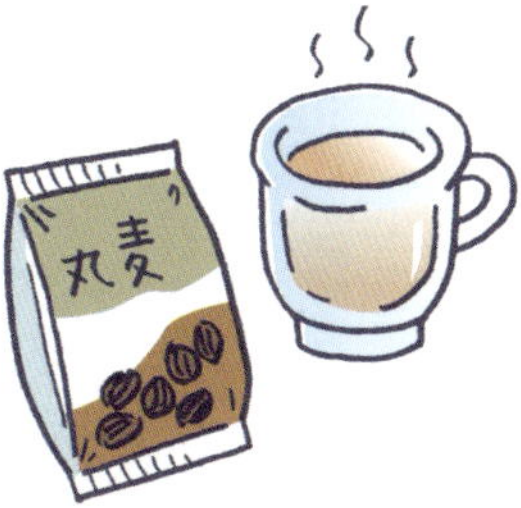

大麦湯のつくり方のコツ

水1.2ℓに、丸麦ひと握りを入れて沸かします。沸騰したら、中火でフツフツする火加減で、10〜15分沸かします。丸麦をこして完成。

血液さらさら効果も

大麦は、ビタミンB群、食物繊維、カリウム、カルシウムが豊富。焙煎している大麦は麦茶の原料です。大麦湯で使う丸麦は焙煎していないので、毒出し効果は麦茶よりも期待できます。利尿作用があり、血液はさらさらになります。便秘の改善や美肌に効果があり、むくみやすい人、やせたい人にもおすすめ。

男の処方せん

40代の男性は、若いころより射精欲求が落ちています。したがって40代になると、性行為での毎回の射精は実は必要ありません。しかし、本当に射精したくなったときは我慢しないで。

女の処方せん

不規則な生活やランニングなど、過度な運動をするとおしっこの出が悪くなります。すると、雑菌が体内に入ってきやすくなり、膀胱炎になります。疲れないような生活を意識して。

ストレス撃退の毒出し習慣

排尿トラブルに、からだとこころのストレスは厳禁。やさしい話し方をして、こころを穏やかに保ちましょう。批判的、挑発的なもののいい方は、相手と自分を傷つけること。やさしい言葉を使えば、こころは穏やかになり、からだは健やかになります。

からだの悩み13

ふさふさの頭髪は調理した海藻でつくる

薄毛や抜け毛に悩むあなた、たんぱく質は足りていますか？　髪やひげなどの体毛や爪はすべてたんぱく質がもととなり、代謝のプロセス（P.16）の5段階目である骨がつくられるときに派生してできるものです。逆にいえば、髪が薄くなったり、爪が割れたりはがれたりなどの症状があらわれた場合、からだのなかの骨も弱くなっている可能性があるのです。

からだにたまった毒素を排出し、代謝をスムーズにしましょう。そして積極的に摂取したいのがたんぱく質。ただし、どんな食品からとるかがポイントです。何度も述べてきたとおり、肉や魚といったたんぱく質の代表格ともいえる食材は消化しづらく、体内に未消化物や毒素をため込んでしまいがち。良質なたんぱく質をとるには、豆類や日本そばなどがベストです。また、髪によい食材として多くの人が真っ先に思いつくワカメやヒジキなどの海藻類。これらにもたんぱく質が含まれていますが、生のものは消化しづらいので注意。加熱したものを食べるようにしましょう。

なお、骨の代謝を強めるには、小麦、牛乳、にんにく、非加熱のはちみつ、ギー（P.63）などが効果的です。

「頭髪」のための海藻活用法

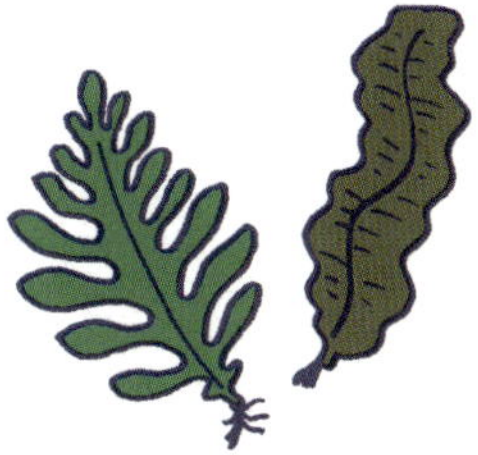

だしをとるなら昆布だけが◎

消化にもっともよいのは昆布だけでとっただし。だしのとり方は簡単です。水のなかに、だし昆布を30分～1時間つけて中火にかけ、沸騰直前にとり出します。

海藻の食べ方

ワカメやヒジキは身近な食材です。正しい食べ方でミネラルも効率的にとりましょう。

- 消化に負担がかかるため生食や海藻サラダは避ける
- 味噌汁や煮物などに入れ加熱して食べる
- カルシウム不足になるため食べすぎはNG

男の処方せん

飲酒や過食、不規則な生活が原因でたまる毒素が、男性の髪の毛を細く、薄くします。お酒や脂っぽいものを控え、できるだけ規則的で穏やかな生活をするようこころがけましょう。

女の処方せん

40代になると、髪の毛自体がつくられにくくなります。髪は細くパサパサになり、枝毛が増えます。適度な油をとり、規則正しい生活を。頭のオイルマッサージ（P.122）も◎。

髪に OKな食べもの

卵は、良質なたんぱく源。身近な食材なので、上手に食事にとり入れて、健康的な髪をつくりましょう。

卵の食べ方

- 動物性のものなので週に1～2回までにする
- 必ず加熱する
- 皮膚にアレルギーのある人は避ける

からだの悩み14

息切れは運動せずに改善できる!?

「階段を上がっただけで息切れがする」という症状は、心臓に負担がかかっているときに起こりがち。心機能が低下している恐れがあります。心臓はからだのすみずみに血液を行きわたらせるためのポンプの役割をしていますが、その流れがどこかで詰まってしまい、心臓に負担がかかっている可能性があります。では、心機能を上げるにはどうしたらよいでしょうか？

「運動をして心臓を強くする」。それもたしかに大事です。しかし、いちばん大事なのは、血液中の毒素を洗い流し、「血液をさらさらにする」ことです。血液がさらさら流れると心臓に負担がかからず、心機能が高まるのです。

さらさら血液をつくるためにおすすめなのは、温かい麦茶。ほどよく利尿作用があり、毒素を洗い流してくれるので、むくみがとれ、血液の流れもスムーズになります。野菜も全般的に消化がよいのでおすすめ。温野菜かスープにして食べましょう。逆に、冷たいものや古いもの、加工食品などは消化されにくく、毒素となって血流を乱してしまいがちです。

なお、心機能が低下しているときは、朝食を抜かないこと。温かい野菜スープならからだも温まり、栄養素もまるまる吸収できます。

「息切れ」を防ぐはと麦茶

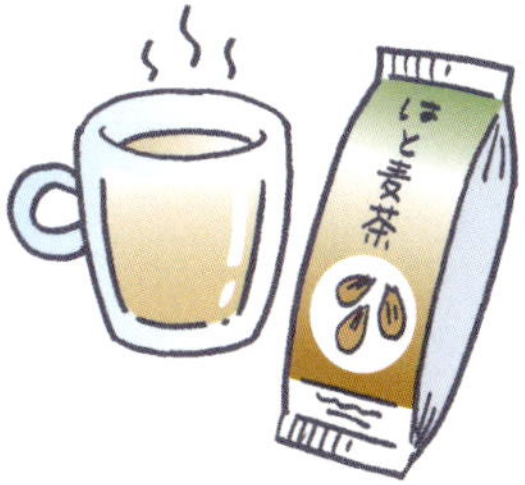

はと麦茶のつくり方のコツ

水1.2ℓに、はと麦をひと握り入れて沸かします。沸騰したら、フツフツする火加減で、10〜15分沸かします。はと麦をこして完成。

利尿作用と美肌にも◎

美肌効果で知られるはと麦。強い利尿作用があるので、血液がさらさらになります。また、皮膚疾患（とくにイボ）や美肌にも効果があります。もちろんむくみにも効果大。その強い利尿作用は腎臓が弱い人にもおすすめです。ただし、妊娠中は飲んではいけません。

男の処方せん

男性は血液がドロドロになりやすい傾向に。食事内容を見直し、血液をきれいにしましょう。消化しにくいような食事は避け、夜遅い時間の食事は消化への負担が大きいのでNGです。

女の処方せん

消化力が低下する傾向にある女性は、血液や赤血球が十分につくられず貧血になりがち。息切れの原因は貧血かもしれません。消化力を上げ、過度な食事制限はしないで。

息切れにNGな食べもの

さまざまな健康効果があり、たんぱく源にもなる納豆。ネバネバは消化に悪いので食べ方に注意が必要です。

納豆の食べ方

- 冷蔵庫などで冷えているため、チャーハンなどにして加熱調理する
- 洗ってから使うなど、ネバネバを抑える

からだの悩み15

どこからか漂うにおいはあなたの口が発生源!?

数人で集まっておしゃべりを楽しんでいると、プ〜ンとどこからか漂ってくる異臭。そのにおいの発生源、あなたの口ではありませんか? 口臭は、胃のなかにたまった未消化物や毒素がにおい出して起こります。また、舌の表面に出た汚れ（舌ごけ）も、ほうっておくと口臭の原因になります。舌ごけは、体内の毒素が、夜のあいだに血流にのって舌の表面に出てきたものです。どちらにしても、毒素がたまっていることがにおいの原因。とくに、消化しにくいもの同士を一緒に食べると、毒素はどんどんたまってしまいます。

まずは消化力をつけて、毒素をためない体質づくりを。脂っぽいもの、肉や魚、冷たいものは避け、消化のよいものを食べましょう。

さらに舌ごけは、タングクリーナーとよばれる専用のへらやスプーンの縁の部分を使ってそぎ落としましょう。朝食後のはみがきの際に汚れを落とすよう、習慣づけるといいですね。ちなみに、金や銀など金属製の素材で舌を刺激すると、呼吸器や心臓を強くする効果が。舌ごけの掃除には、金属製の器具を使用するとよいでしょう。プラスチックは舌の表面を傷つけるので、おすすめできません。

「口臭」防止の舌ごけ掃除

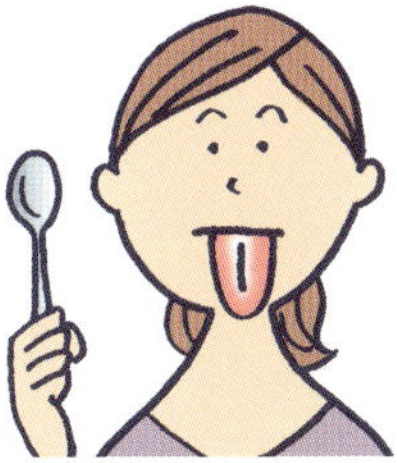

舌ごけ掃除のやり方

舌ごけは体内の毒素が舌の表面にあらわれたもの。朝10時までにとり除かないと毒素が体内に逆もどりしてしまいうので、舌掃除は朝に行うのが基本です。

舌ごけの色で健康判断

舌ごけの色はその人の体調をあらわします。

- 褐色／こころが不安定になっている
- 黄色っぽい／イライラしている
- 白っぽい／思考や行動が鈍くなっている

汚れが褐色、白っぽい人は熱めの白湯を飲みましょう。黄色っぽい人はぬるめの白湯がよいでしょう。

男の処方せん

冷たいお酒で胃腸が冷え、消化力が落ちているところに消化しにくい脂っぽいものを食べるので毒素がたまっています。まずは白湯で胃腸を浄化して温め、消化力を上げて。

女の処方せん

白湯で胃腸を浄化することに加え、口腔内を清潔に保つことが大切。虫歯や歯周病になりやすい人は、甘いものは食べないように。また、白ごま油でのうがいは、女性にとくに有効です。

口臭に効く毒出し習慣

熱処理した太白ごま油（P.123）でうがいをすると雑菌の繁殖を防ぐため、口臭予防に効果大。口内炎や歯周病の予防にもなります。それだけでなく、肌がつやつやになり、白髪が減る効果も。くわしい方法をP.33で紹介しているのでぜひ試してみてください。

からだの悩み16

枕に残ったにおいはからだにたまった毒素のにおい

ワイシャツのえりもとや枕などについたにおいが、動かぬ証拠。認めたくないのに認めざるを得ないのが加齢臭です。こちらも口臭と同様、体内の未消化物や毒素が外までにおってしまって起こるもの。からだじゅうに毒素がたまり、口臭だけではすまなくなってしまっているのです。とにかく、消化力を上げてたまった毒素を燃やしたり、体外に洗い流したりしなければいけません。

まずは、白湯を飲むことを習慣づけましょう。この方法は、体臭の強い人にも効果的。朝起きたとき、食事中にカップ1杯ずつ飲むようにすると、未消化物や毒素は洗い流され、からだはきれいになっていきます。

三度の食事にしょうがをとり入れるのもポイント。消化作用が強いしょうがは、そのとき食べたものをしっかり消化・代謝させるだけでなく、体内にたまった毒素を除去してくれる作用もあります。

さらに、新鮮な果物を食べるのも、体臭予防に効果的。ただし、食後すぐに果物を食べると未消化物になりやすく、においの原因となってしまうので逆効果です。果物は夕方の小腹がすいたときに、旬のものを食べるのが基本です。

「加齢臭」を防ぐしょうが白湯

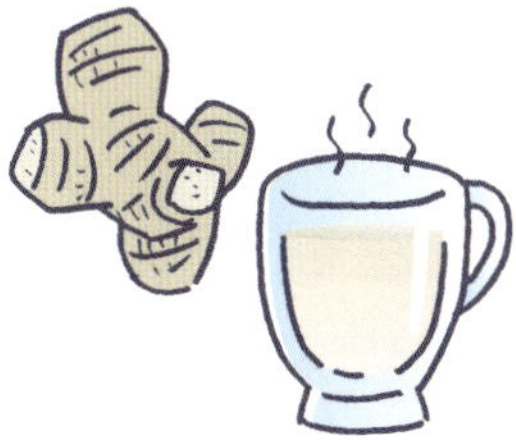

しょうが白湯のつくり方のコツ

水1.2ℓに、スライスしょうがを2～3枚入れて沸かします。沸騰したら、フツフツする火加減で、10～15分沸かして完成です。

消化力アップ

白湯にしょうがの効果がプラスされ、さらなる消化パワーをもっています。食べたものをしっかり消化してくれるため、食事中に飲むのがおすすめ。食後の眠気やだるさがなくなるほか、ダイエットなどの効果も期待できます。ただし、しょうがは刺激が強いので、胃潰瘍や胃炎などの疾患がある人は飲むのを控えましょう。

男の処方せん

男性は体臭がにおいやすい傾向。からだを鎮める必要があるので、辛いものや脂っぽいものは控え、オイルマッサージ（P.122）をするならココナッツ油やオリーブ油を使って。

女の処方せん

体質的に加齢臭がしやすいのは女性です。加齢臭はからだにたまった毒素のにおい。撃退するには白湯を飲んで胃腸を洗い、消化力をアップさせて毒素をためないからだにするのが◎。

加齢臭にNGな食べもの

加齢臭予防に新鮮な果物は有効ですが、とろっとした食感のものは消化しにくく、加齢臭の原因になりやすい傾向に。下記の果物は避けたほうがよいでしょう。

NGな果物

- 桃
- メロン
- バナナ

からだの悩み17

朝からみなぎる！あのころの精力をとりもどす

「肝心なときに機能しなくなった」「そもそも朝立ちすることがなくなってから、何年経つだろう…」。男性にとってはまさに生命力の象徴ともいえるのが「精力」。近頃の精力の減退に悩みつつも、「老化現象」と諦めていませんか？

じつは、年齢とともに精力が落ちるという考えは、大きな間違いです。その原因は不規則な生活、とくに間違った食生活を続けてきたことにあります。つまりからだが健康であれば、性機能は若いときとそう変わらないレベルでいられるのです。

ここでも大切なのは「消化力」。スムーズな消化をうながし、未消化物や毒素をためないような生活、食事を続けると、からだが健康になって精力も復活します！

おすすめは完熟の果物。マンゴー、イチジク、ぶどう、ザクロ、ライチ、リンゴなど、果物だけを夕方に食べるといいでしょう。食後や食事中に食べるなら、ピーナッツを除くナッツ類、デーツ（ナツメヤシの実）、イチジク、レーズンなどのドライフルーツを。軽く煮ると、胃腸に負担をかけません。ホットミルクやギー（P.63）も◎。また、P.62で紹介する精力増強ドリンクを飲めばパワーがみなぎります。

季節で異なる「精力」

精力アップにぶどうとナッツを

精力を増強させるために、完熟したぶどう、皮をむいたアーモンド、クルミ、ピスタチオなどのナッツ類を積極的に食べましょう。

もっとも強いのは、冬

精力の強さは季節で異なります。もっとも精力が強いのは冬。健康な人は十分に性行為を楽しめる時期です。一方、もっとも弱まるのは梅雨〜夏。健康な人でも月に2回ほどがおすすめです。春と秋は、強くもなく、弱くもない時期。週に2回ぐらいまでに控えましょう。

男の処方せん

本来、男性の精力は50歳まで落ちません。40代で朝立ちがないという人は、精力が減退しています。からだが弱っているので、しっかり休息をとるとともに代謝をよくすることが◎。

女の処方せん

40代の女性は女性ホルモンの分泌量が落ちて精力が落ちています。からだも渇きがち。不規則な生活をやめてからだの疲れをとり、オイルマッサージ（P.122）で油の補給を。

精力にOKな食べもの

精力を高めるには、消化力を高めてオージャスを増やす食事法が大切です。

精力アップの食べ方

- 食事の前にきび砂糖など未精製の粗製砂糖をとる
- 果物は完熟したものを単独で食べる
- 胃が空っぽの状態で、牛乳を単独で飲む

精力増強ドリンクで即効元気に

最近元気がないみなさんにおすすめなのは、精力増強ドリンク。この飲みものは、生殖器の栄養になるものなので、衰えていた精力は必ず復活します。

精力増強ドリンクをつくるには、オージャスたっぷりのギーという油を使用します。ギーは、無塩バターから水分やたんぱく質をとり除いた純粋な乳脂肪です。普段の料理にとり入れるのも◎。からだとこころが内側から強く、美しくなります。安眠のためにも使用できる（P.73）ので、ぜひつくってみてください。

効果抜群！「精力増強ドリンク」のつくり方

材料

牛乳（コップ1杯）、きび砂糖、ギー、たまねぎのしぼり汁、非加熱のはちみつ（各ティースプーン1杯）

つくり方

1. コップ1杯の牛乳を鍋で温める。
2. 温まった牛乳にきび砂糖、ギー、たまねぎのしぼり汁を溶かす。
3. ②が冷めたらはちみつを溶かして完成。

オージャスたっぷり！「ギー」のつくり方

材　料

無塩バター（分量はお好みで）、スプーン、ガーゼ、保存容器

つくり方

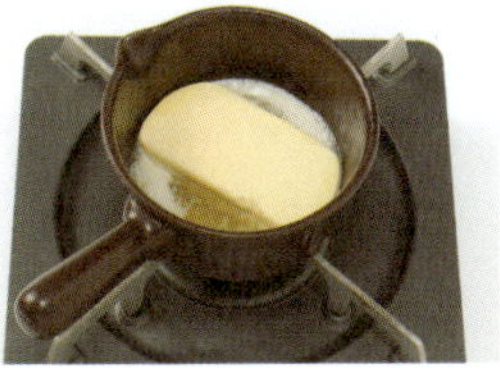

1 鍋に無塩バターを入れて中火で温める。

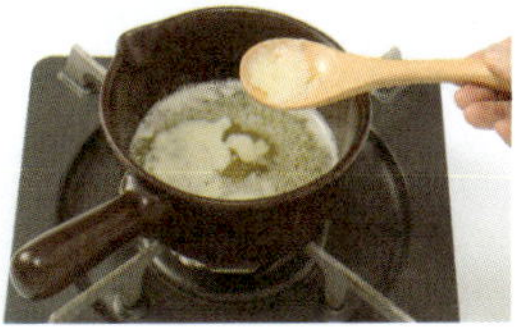

2 バターが溶けたら弱火にして、表面に浮いた白いクリームをとり除く。すくいとるとき、全体をかき回さないように注意。

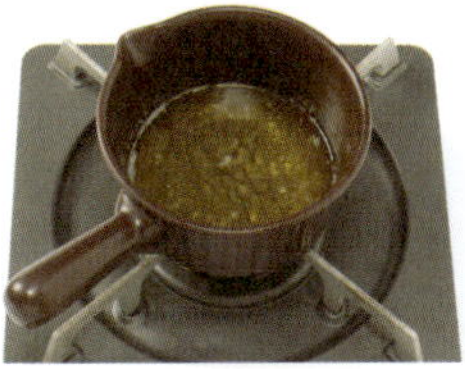

3 下に残った黄金色の油がギー。油が透明になり、鍋の底が焦げつき始めたら火を止める。

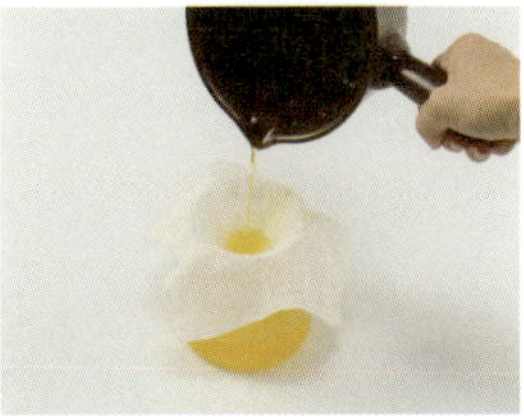

4 冷めるまでしばらく待ち、ガーゼで何度かこして完成。ガラスの保存容器に移して冷蔵庫で保管する。

※2カ月くらいで使い切りましょう

COLUMN　毒出しテクニック 2

生理的欲求は我慢せずに出す！

「排尿」「排便」「射精」「おなら」「くしゃみ」「げっぷ」「あくび」「嘔吐」「空腹」「のどの渇き」「涙」「睡眠」「呼吸」

これらはすべて人間の生理的欲求です。マナーを考えると人前では我慢してしまうものばかり。

とはいえ、こうしたものを無理に抑えてしまうと、必ずからだとこころにしわ寄せがいってしまいます。たとえば、おならを我慢していると腸内にガスがたまり、腹痛や頭痛の原因に。便秘にもなりやすくなります。のどの渇きをほうっておくと、難聴、疲労、抑うつといった症状が。また、涙を我慢するとこころに毒素がたまります。体内の自然な流れを意識的にとめてしまうと、からだとこころには毒素がたまる一方です。

いきいきした毎日を送るためには、生理的欲求の我慢は禁物。人前でははばかられる場合は、場所を移動するなど工夫して欲求を満たし、毒素のたまらないからだとこころをつくりましょう。

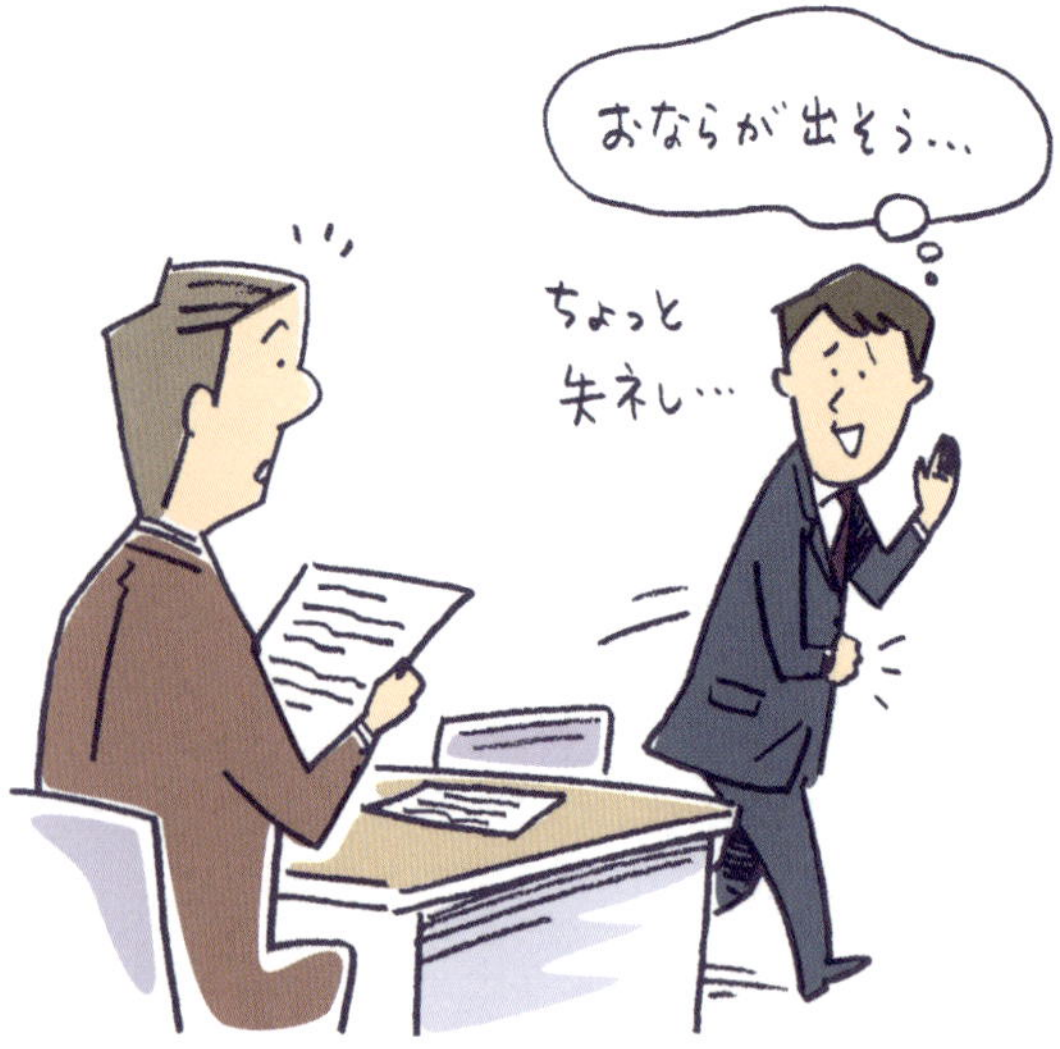

PART 2

こころの
弱り・不調を治す
毒出し実践法

こころの悩み 1

イライラ・ムカムカとさよなら

　ちょっとした仕事のつまずきや、他人の言動に、いちいちイラっときてしまう。もしそんな怒りやすい状態にあるのなら、その原因はあなた自身にあるかも。**体内の乾燥と不安定さは、あなたをイライラさせます**。昔よりイライラしやすくなっている……と、こころあたりがある人は、ずばり体内が乾燥してこころに毒素がたまっています。

　気分や体調を安定させるために、食事は規則的にしっかりとりましょう。冷たいものや生もの、パサパサしたものは避け、**ギー（P.63）やひまわり油などからだを温める油分を適度に含んだメニューを、濃いめの味つけで食べる**ようにこころがけて。

「イライラを忘れたい！気分転換しよう」と考えると、コーヒーやアルコールといった刺激物や、揚げものなどを食べたくなったり、テレビやケータイ、パソコンをのんびり見たり、お風呂にゆっくりつかろうとする人も多いでしょう。ですが、こうしたことはすべて逆効果。**お風呂は5分程度で、テレビなどは夜9時をすぎたら消しましょう**。イライラを解消するには、生活習慣と食事を見直し、過敏になった神経を鎮めて、からだの機能を整えるのがいちばんです。

「イライラ」を防ぐ人づきあい

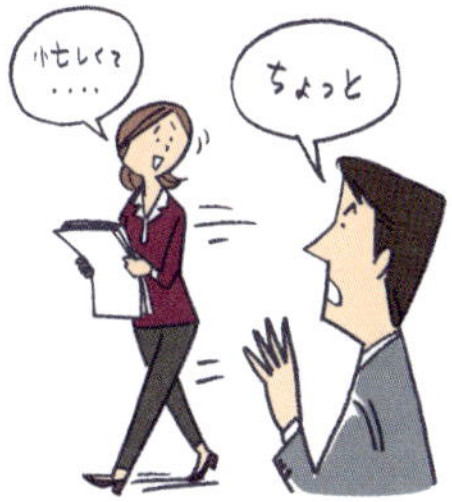

誰とでも仲よく、はNG

社会人なら、苦手な人とも接する必要がありますが、こころが不快と感じる人とは上手に距離をとりましょう。

つき合う相手を選ぶ

「こころが快適と感じる人と会い、話をし、食事をする」ことをこころがけましょう。すべての人とうまくつき合おうとする必要はないのです。ケンカ好きの人、欲深い人、思いやりのない人と仲よくすることは、あなたにとって少しもプラスにはなりません。

男の処方せん

男性のイライラは他人に向かいがち。食事や生活習慣を見直しましょう。脂っぽかったり辛かったりする食事はNG。興奮するテレビ番組を見たり、賭け事をしたりするのも控えましょう。

女の処方せん

自分にイライラして、自分を否定する傾向にあるのが女性です。まずは生活習慣を見直して。とくに寝不足はNG。寝不足は便秘の原因にもなり、イライラの引き金になります。

イライラに効く毒出し習慣

オイルマッサージ（P.122）の、からだに直接手をあてほぐす行為自体が、ストレスを和らげます。ただし、からだを温める効果のある太白ごま油はイライラ時にはNG。からだとこころを鎮めるオリーブ油かココナッツ油を使用しましょう。

ストレス耐性を強めるリラックス瞑想法

こころの毒素を洗い流すだけでなく、ストレスを受けてもびくともしないこころを育てるリラックス瞑想法を紹介します。自分が安心を感じるような静かな環境で、こころを静かにして目を閉じて座るだけ。おすすめの時間帯は、朝起きてすぐと、夕方4〜5時くらいの間。一日2回行うとより効果を実感できるでしょう。

定期的に行うと、自分が本当に求めるものがわかるようになります。また、夜、深く眠る効果もあるので、ぜひやってみてください。

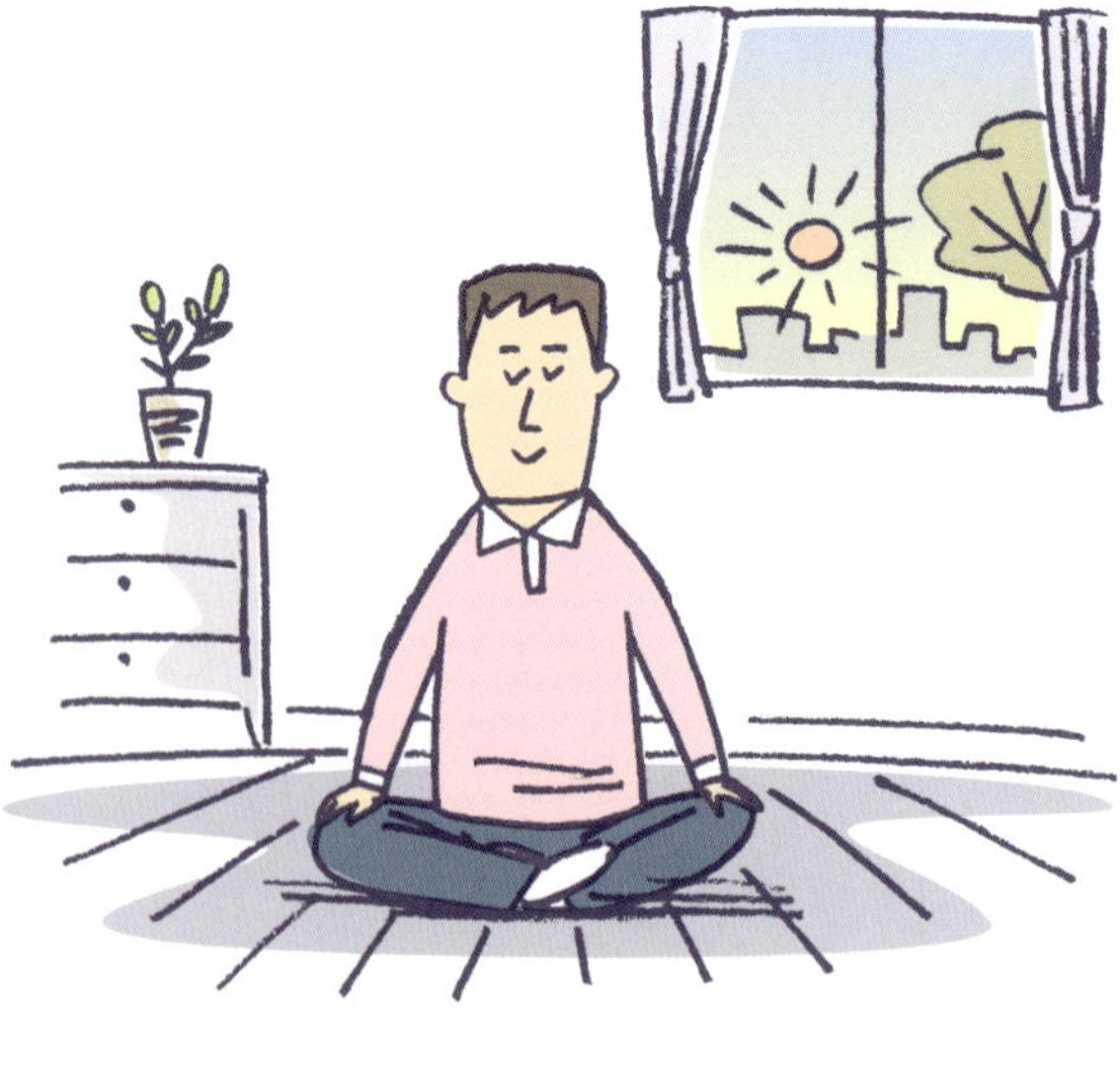

こころを浄化するリラックス瞑想法

❶ 30秒〜1分、目を閉じて静かに座る（あぐらをかいてもOK）

❷「胃がもたれる」など、からだの気になるところに意識を向ける

❸ 考え事をしていることに気づいたら、また気になるところに意識を向ける

❹ ❷と❸を5〜10分ほどくり返す

❺ ゆっくりと目を開けて瞑想を終える

さらに効果アップのポイント

・必ず目はゆっくり開ける
➡視野が明るく感じたら
リラックスした証拠

・だるさを感じたら仮眠をとる
➡疲れが外にあらわれた証拠

こころの悩み2

絶望を感じるほどの不安から解放されるためには

「具体的なトラブルがあるわけでもないのに、気持ちが前を向かず、不安や心配を常に感じている」という悩みも、40代にさしかかるころから増えてきます。これも、未消化物がからだのなかにたまり、毒素になっているのが原因。消化の負担になる甘いものや冷たいものは控え、しょうがやクミン、コリアンダーなどのスパイスを料理にとり入れ、温かいスープを飲むようにして消化力を上げていきましょう。愛情と思いやりが詰まったできたての料理をとるようにすると、からだにもしっかり作用し、こころも安定します。起床時と毎食時に白湯を飲むと、より効果的です。

生活のなかでこころがけたいのは、穏やかな生活を送ること。不安を紛らわすために、刺激を求めて夜遊びをするのは避けましょう。また、ものごとのため込みにも注意。ものごとをため込むことは、停滞・執着といった後ろ向きな要素をため込むことにもつながります。とくに、自分によくない影響を及ぼす環境や人間関係などは、早めに手ばなしたいもの。とはいえ、いきなり捨てるのは大変ですから、まずは比較的簡単に処分しやすい「もの」から処分していく努力をしましょう。

「不安」を防ぐ人間関係のコツ

不安には、マイナスな人間関係はＮＧです。自分の周りによい人間関係を築くために、まずはあなたの周りにいる、幸せそうな人と仲よくしてみましょう。

幸せそうな人

・運がよい人
・みんなに好かれている人
・笑顔の人

仲よくすると

・その人の魅力のコツがわかる
・前に進むヒントをもらえる
・運のよさをわけてもらえる

↓

自分のこころが成長する！

男の処方せん

自分の目標がわからないとき、現状を受け入れられないときに不安を感じます。いったん刺激物の飲食をやめ、落ち着きましょう。本当に自分が求めるものは何かを自問してみて。

女の処方せん

からだの冷えや不規則な生活、寝不足がおもな原因。白湯やオイルマッサージ（P.122）で冷えをとるのはもちろんのこと、食事を定時にとるなど、規則的な生活をこころがけて。

不安に効く毒出し習慣

思い切っていらないものを捨てましょう。ため込むことは、毒出し力を低下させます。こころが重たくなり、なにかに執着したり、うじうじ内向的になっていきます。いつか着る服、いつか読む本などを捨て、新たなものが入るスペースをつくりましょう。

こころの悩み3

睡眠不足の悩みに決別する

良質な睡眠は、健全なからだとこころづくりの基本。それなのに、睡眠に不満をもつ人は多いようです。睡眠の悩みは、大きく3つにわかれ、タイプによって対処法も異なります。

「寝つきが悪い」のは神経が不安定になっているのが原因。消化力も不安定になっている傾向にあるので、からだの消化力を高める食習慣をこころがけましょう。「夜中に何度も目が覚める」のは神経が高ぶっているから。消化力も上がりすぎているかもしれません。夕食では刺激の強いもの、とくに辛いもの・アルコール・カフェインは避けましょう。「寝起きが悪い」のは食べすぎや夜遅くに食べることで、消化不良を起こしているせい。そうした習慣を改め、昼食をメインにしましょう。消化を促すために白湯を飲むのもおすすめです。

快適な睡眠のためには、消化機能を整え、夕方から夜にかけて睡眠への流れを妨げないような生活を送ることが大切。忙しい時間帯ではありますが、夕方にいったん休息をとって気持ちを鎮めると、夜に向かってよい流れをつくれます。そして夜10時までには布団に入り、明かりを消して目を閉じましょう。習慣にすると、自然と眠れるようになります。

「よい睡眠」をとるためのコツ

GOOD		NG
・よくからだを動かす ・昼食をしっかりと食べて満足感を得る	午前	・動かない ➡夜遊びしたくなります ・昼食をとらない、軽くすます ➡夜の暴飲暴食につながります
・夕方にリラックスタイムをとる	午後	・休憩をとらず、がむしゃらに働き続ける ➡神経の興奮が夜中まで続きます
・夕食は夜8時までに、軽いものを食べる ・お風呂は就寝30分前までに、ぬるめのお湯で入る	夜	・熱いお風呂に入る ➡神経が興奮します
・音楽、テレビ、パソコンは夜9時までにする ・夜10時半までに布団に入り、明かりを消して目を閉じる	就寝前	・お酒を飲む ➡眠りが浅くなります

男の処方せん

男性は、夜中に目を覚ましがち。まずはからだを落ち着かせ、冷やすことが大切。夜、寝る前に熱いお風呂に入るのはＮＧ。興奮するテレビ番組を見るのも控えましょう。

女の処方せん

寝つきが悪くなりがちなのが女性。規則的な生活をおくり、こころを安定させましょう。便秘も悪影響です。白湯やオイルマッサージ（P.122）でリラックスと毒出しをこころがけて。

睡眠のための毒出し習慣

寝つけないときは、おでこにギー（P.63）やマッサージ用の太白ごま油（P.123）を塗ってみてください。からだがほんのり温まり、すんなり眠りに入れます。また、ホットミルクに砂糖、ギー、しょうがを入れたスペシャルドリンクも効果的です。ただし、毎日飲むと太るので注意を。

こころの悩み4

記憶力は毒出しで必ず回復する

「もの忘れが起こるのは、さすがに老化のせいだろう」と思われるかもしれませんが、じつは、この原因も加齢ではありません。体内に未消化物や毒素がたまり、神経系統にまできちんと栄養が届いていないせい。つまり、これも消化力の低下が原因です。代謝が滞ることで、その6段階目のプロセス（P.16）である骨髄や神経が、しっかりつくられていないからなのです。代謝力を高めて神経や骨髄がきちんとつくられれば、もの忘れはなくなっていきます。

　消化力を高める食事をとることを基本にしたうえで、おすすめしたいのはターメリック（ウコン）。このスパイスに含まれるクルクミンという成分には、神経細胞を再生する作用があることが最近の研究で明らかになりました。すでにアルツハイマー認知症の予防にもターメリックが用いられており、記憶力を高める効果が期待されています。ターメリックのあざやかな黄色は料理の色づけにも大活躍。調理に積極的にとり入れたり、お湯に溶いてハーブティーとして飲んだりするとよいでしょう。ちなみに、白湯には脳血管に詰まった未消化物を洗い流す働きが。こちらも習慣的に飲むようにしたいものです。

「記憶力」が復活するスパイス

豊かな香りだけでなく、素晴らしい効能が期待できます。毎日の料理にとり入れてみることをおすすめします。

スパイス	効能
ブラックペッパー	脳血管の詰まりに直接効く（粒子の細かいものがよい）
ターメリック（ウコン）	脳の神経細胞を活性化
クミン、コリアンダー	からだの浄化を促し、改善に導く

※スパイスはP.100でも紹介しています

男の処方せん

男性は、情報を処理する能力が低下する傾向にあり、間違った解釈をしがち。消化しやすい食事をとることで、からだとこころは落ち着きます。勘違いなどは減ってくるでしょう。

女の処方せん

情報を整頓する力が低下しがち。たっぷり休息をとり、緊張しないように努めましょう。リラックス瞑想法（P.68）や、自分の考えを書き出す訓練をするのがおすすめです。

記憶力に効く毒出し習慣

からだを冷やさないことをこころがけるのが基本です。

- 冷たいものを避け、温かい食事をこころがける
- 熱すぎない温度で20分ほど半身浴（P.36）をする
- 湯たんぽで、足やおなかを温める
- 使い捨てカイロを腰やおなかに貼る

こころの悩み5

パートナーへの信頼と愛をとりもどす！

「パートナーとのあいだに隙間風が吹いていて、家に帰ってもこころもからだも満たされない」そんな悩みを抱え始める40代も多いのでは？　なかには、「この先の結婚生活に希望が見えない……」と、人生を悲観している人もいるかもしれません。パートナーとの関係が一度ぎくしゃくしてしまうと、ネガティブな感情が毒素となって、あなたとパートナーのこころにたまってしまうのです。ですから、あなたとパートナーのこころの毒出しが重要。

　毒素をためない、パートナーへの愛情を高める方法をご紹介します。ポイントは、「相手を想う」「会うことを楽しむ」「見つめ合う」「褒め合う」です。

　パートナーに会えない時間に、相手を想ってみましょう。次は一緒に何をしようか考えるのもよいでしょう。そうすると、会えたときの気持ちが普段とは違ってきます。一緒の時間をすごすときは、楽しむことが大切。相手を非難してはいけません。見つめ合って、褒め合いましょう。これは相手の存在を認識し、認めること。まずはあなたから、パートナーへの接し方を変えてみることで、相手もあなたへの信頼の気持ちを想い出すことでしょう。

「仲よし夫婦」になるコツ

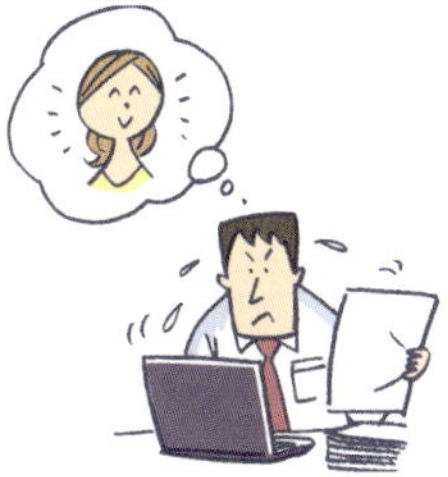

妻の役割

女性は、結婚したら夫を育てましょう。家庭は、働きに出た夫がきちんと休み、元気になるための場所とこころえて、細やかに世話をしましょう。

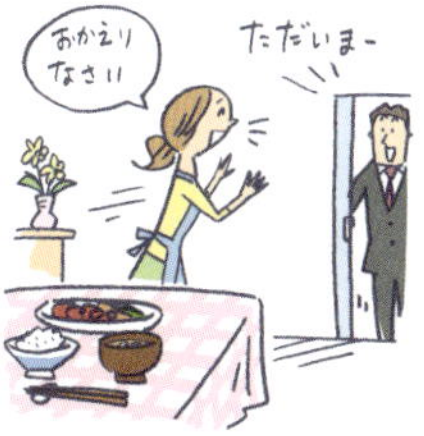

夫の役割

男性は、結婚したら妻を愛し、家族を守り、働くことが大切。仕事に猛進しても、妻を大事に想っていれば、妻の気持ちは離れません。

男の処方せん

家でかっこつけましょう。恥ずかしがらず、新婚のころのように、自分のかっこよさを妻にアピールします。そうすると、だんだん妻は初々しさをとりもどしてくるはずです。

女の処方せん

昔ほど夫に魅力を感じないのはあなたのせいではありません。それは夫がかっこつけなくなったから。まずは夫の素敵なところを探して。そして、素敵だと口に出して伝えましょう。

子どもへの接し方

夫の心得

子どもの成長を見守り、細かいしつけは妻に任せましょう。父親はここぞというとき、理性で厳しく叱って。

妻の心得

子どもの成長に責任をもちましょう。娘にも息子にも愛情を注いで。また、感情ではなく愛情で叱ります。

こころの悩み6

こころを軽くしてねたみ・そねみとさよなら

　日々のストレスがたまり、いきいきとしたエネルギーが弱まると、こころが凝り固まって重くなり、「疑う」ことが増えていきます。人を疑い、自分自身を疑う。そうした感情が「ねたみ」という毒素になり、人間関係に支障をきたすようになります。からだとこころがエネルギーに満ちていれば、ネガティブな感情も発散してすぐに切り替えることもできます。しかしエネルギーが減っていると、こうした感情をどんどんため込んでしまうのです。

　よくない感情がわき起こったときは、顔には出さずにおさまるまで待つこと。そうすれば、自然に浄化されます。さらに、そのときに感じた「なぜあんな人が」「納得がいかない」という気持ちを「悔しさ」としてとらえ、自身が前に進むバネとするのです。不満を不満のままためるのではなく、「原動力」に変換することで、あなたはもっと人として成長できるはずです。

　同時に、食生活の見直しも行いましょう。悪い感情が起こるのは、からだに毒素がたまってきている証拠。消化力がアップするとからだが軽くなり、次第にこころの重さもとれていきます。人をうらやんだりねたんだりすることなく、自分を信じて歩いていけるようになるのです。

「ねたまない」をつくるコツ

ねたみの感情は、執着と憎悪が混ざったもの。対象に惹かれるとともに苦しめられていて、これらの思いを手放すことができないのです。下記のからだとこころを健やかに保つコツを実践すれば、あなたもきっと、マイナスの感情を手放せるようになるでしょう。

- 常に正直であり、真実を語ります
- やさしい話し方をします
- 休息と活動のバランスをとり規則的な生活をします
- 過度な緊張や怒りから解放されます
- ものごとをシンプルにします
- 飲酒や性行為にふけりません
- 正しいとき、場所、量をよく知ります

男の処方せん

本能的に、ねたみが攻撃的になりがちで、相手をこてんぱんに打ちのめしてしまいます。消化のよい食事と軽い運動（P.28）で、からだとこころを落ち着かせることが大切です。

女の処方せん

他人と自分を比べる性質があるので、ねたみの気持ちを抱いてしまいがち。軽い運動（P.28）やオイルマッサージ（P.122）をすると気持ちはだんだんと落ち着いてくるでしょう。

ねたみをなくすこころの成長

こころには、これが正しい、こうするべきという「良心」があります。こころが成長すると自立性が芽生え、他人に依存せず、他人を攻撃しなくなります。さらに成長すると、周りと調和的に存在できる自律性を獲得できます。これらのこころの成長には緊張が大敵。リラックスを意識するのが◎。

COLUMN　毒出しテクニック 3

「頑張らない」がこころを豊かにする！

人生に立ちはだかる、数々の壁。「歯を食いしばって苦しい状況に耐えなければ成長はない」と、よくいわれがちですが、「頑張らなければ」という思いは緊張を生み、こころが健全に働きません。

「頑張る」、つまり「やみくもに突き進む」のではなく、「リラックスした状態をキープしながら対処する」ことをこころがけましょう。ものごとを俯瞰で見る力、臨機応変な判断力、原因と結果をしっかり理解できる能力、周りに流されない自立心などは、リラックスした状態でこそ育まれるもの。そして、そんな要素がすべてそろってこそ、困難は乗り超えられます。

もちろん、努力することは大切です。そして、そのときに「恐れ」を感じたとしても、そこに向かっていくことに大きな喜びやワクワク感があれば、前進している証拠。努力すべき対象です。あなたがいま、「頑張らなければならない」と思っていることを、もう一度考えなおしてみましょう。

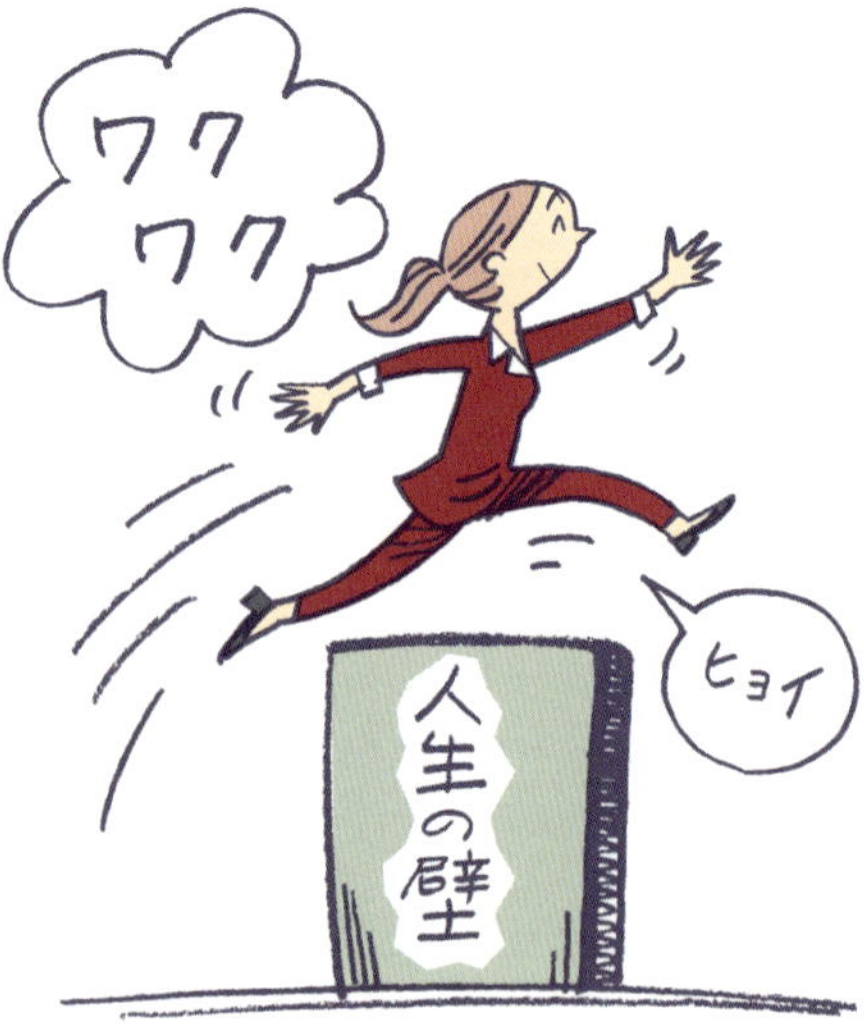

PART3

からだとこころが若返る毒出し食事法

つくり置き、加工食品、肉がからだを老けさせる

私たちの健康、知力、体力はすべて、食事によって決まるといわれています。からだとこころに毒素をためないために、何をどのようにどのぐらい食べるのかを意識することが大切です。

たとえばコンビニのお弁当やスーパーのお惣菜。これらの食品は、つくり置きで、どんな素材や添加物を使用しているかわかりません。市販のお惣菜ばかり食べていると、からだには毒素がたまる一方です。

手づくりの、つくりたてで温かい料理はとても消化によく、こころの満足感も十分です。ですが、材料選びには注意が必要。じつは、肉や魚などの動物性たんぱく質はとても消化しにくい食材。消化しやすい「しゃぶしゃぶ」にして食べたり、消化力がいちばん高い昼食に食べたりするなどの工夫をしないと、からだには毒素がたまってしまいます。

からだを老けさせないために、自分の消化力を上げて、毒素をためない食事法とオージャスをアップさせる食事を実践しましょう。

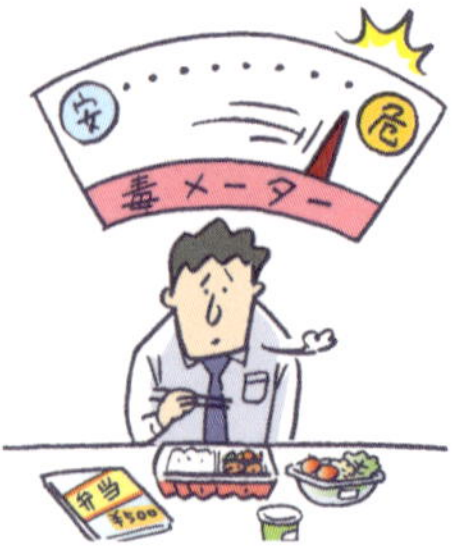

油を控えると枯れたからだにまっしぐら!?

消化力と代謝力が十分の、毒素をためないからだをつくるには、油を適度に使って調理した温かい食事をとることが大切です。「油はダイエットの大敵」のように思っている人も多いですが、油が不足すると、血管がもろくなったり、便秘になったりといった、からだの不調をまねくことになります。油を適度にとっていると、こころもからだも満たされるので、必要以上に食べすぎたり、甘いお菓子が欲しくなったりすることもなくなります。むしろ、ダイエットをしたいときにこそ、からだに合った油をとることが大事なのです。

油の種類	特徴	効果
太白ごま油	茶色ではない、薄い白っぽい色をしたごま油。ドレッシングや煮物などに垂らすほか、マッサージ(P.122)で使うのもおすすめ。	からだを温める
ひまわり油	冷え性やダイエットをしたい人、消化力が落ちているときにおすすめ。	からだを温める
オリーブ油	暑い季節や、イライラしている人におすすめ。反対に、寒い季節は控えめに。	からだを適度に冷やす
ギー(P.63)	もっとも純粋な油。ただし、肥満傾向にある人や、コレステロールが高めの人は控えめに。	オージャスがアップする

毒出し実践！ 食べ方の基本ルール10

毒素をためないためには、どのように食べるかもポイント。消化をよくするためだけでなく、こころの満足感も大切です。無理をしないで、できるものから始めてみましょう。

❶ 決まった時間に食べましょう

規則正しい時間に食事をとると、そのリズムをからだが覚えるので消化がスムーズになります。

❷ つくりたての温かい食事をしましょう

つくりたての温かい料理は、もっとも消化しやすく、食べたときの満足感も大きいもの。オージャスに満ちています。

❸ よくかんで、満腹になるまで食べないようにしましょう

食材によって消化のスピードは異なります。ご飯はご飯、おかずはおかずと、口の中で味を混ぜずに、ひと口ずつよくかんで食べましょう。満腹になると消化が進まなくなるので、八分目をこころがけることも大切です。

❹ 白湯を飲みながら食べましょう

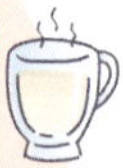

コップ1杯の白湯をすすりながら食べると消化力が高まります。

❺ リラックスした環境で座って食べましょう

落ち着いて食べることで、内臓器官がリラックスした状態になり、消化力が安定します。

❻ 寝る前は食べないようにしましょう

胃に食べものが残っている状態で寝ると、毒素がたまってしまいます。少なくとも、寝る2時間前には食事を終えるようにしましょう。

❼ 昼食を1日のメインにしましょう

朝10時～午後2時は、1日のうちで消化力がもっとも高くなる時間帯なので、昼食を1日のメインにし、朝食や夕食は軽めにとるのが理想的です。朝食：昼食：夕食は1：3：2のバランス配分がベスト。

❽ 食べたいものを食べましょう

自分の欲求にしたがって食べたいものを食べたときは、自然と活力が満ちあふれるものです。しかし、からだとこころのバランスを失っているときは、自分の体質や消化力に合った食事をすることが必要です。

❾ 旬のものを食べましょう

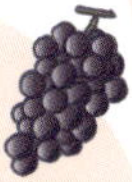

旬の新鮮なもの、とくにその土地でとれたものには、からだの状態を整える作用があります。オージャスもたっぷり含まれているので、意識して食べましょう。

❿ 毎食、6つの味を食べましょう

一食のなかで、「甘・塩・酸・辛・渋・苦」の6つの味をとるのがよいとされています。満足度が高まるので、食べすぎ防止にも。

⬅次ページからはオージャスアップの食事法を紹介します

毒出し最強食材1　オージャスがたちまちアップする

牛乳

•若返る!
•精力UP

温めて空腹時に飲むのがポイント

牛乳にはオージャスたっぷり。アーユルヴェーダでは「からだとこころの健康のために、毎日コップ1杯の牛乳を」と教えています。消化のスピードも速く、体内に吸収されて30分ほどで栄養になります。ただし、通常、食べものはどんなに少量であっても消化に3時間ほどかかるため、ほかのものと一緒にとると消化バランスが崩れてオージャスになりません。単独で飲むのが基本です。

また、消化への負担を考え、冷たいままではなくホットミルクにして飲むのが◎。お湯で割って飲んでもよいでしょう。

食べ合わせ

OK

［パン／ご飯／ドライフルーツ］
牛乳だけで飲むのがベストですが甘いものと一緒にとるのは◎。

NG

［かんきつ類と一緒に飲む］
酸味のある果物は×です。

食べるタイミング

OK

［空腹時に、ホットミルクを単独で飲む］
胃のなかにものが入っている状態で飲むと、消化のバランスを壊してしまいます。飲んだあと30分は、食事をとらないように。

牛乳粥《がゆ》

材料（1人分）

- 牛乳……………………コップ1
- 炊いたご飯………大さじ2
- アーモンド（生）………適量
- カシューナッツ………適量

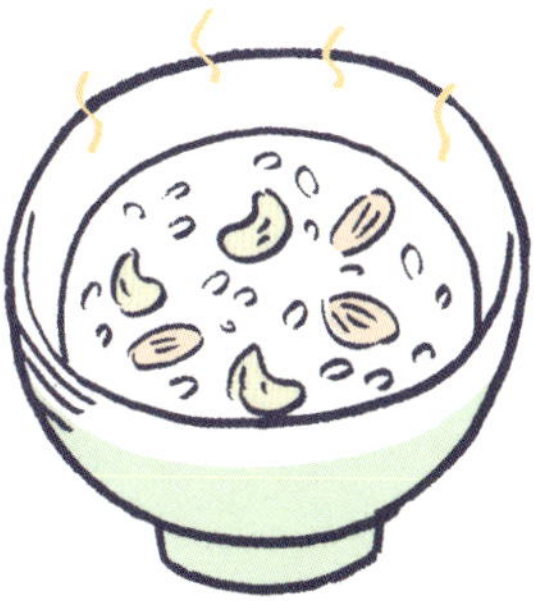

つくり方

1 アーモンドはお湯に浸して皮をむいておく。

2 牛乳と、炊いたご飯を鍋に入れてやわらかくなるまでしばらく煮る。1の皮をむいたアーモンドとカシューナッツを入れ、しばらく煮ると完成。お好みでブラックペッパーをふっても◎。

男の食べ方

男性をもっとも元気にする牛乳の飲み方は、精力増強ドリンク（P.62）。夕方や寝る30分以上前に飲むと、力がみなぎり、ムラムラしてきます。子どもがほしい人は、性行為の直前ではなく、3日～1週間前に飲むと◎。毎日飲んでコレステロール値が上がるようだと控えて。食後すぐ飲むのもＮＧです。

女の食べ方

牛乳を主体とした精力増強ドリンク（P.62）の材料のたまねぎのしぼり汁をヨーグルトに代えると女性によりおすすめ。夕方や寝る30分以上前に飲みましょう。子どもが欲しい人は、性行為の3日～1週間前に1杯飲んでおくと、妊娠力がアップ。体力増強にも効きます。

毒出し最強食材2　オージャスに満ちた野菜の王様

グリーンアスパラガス

・滋養強壮
・リラックス

炒めてもスープでもオージャスになる

「野菜のなかでもっともオージャスが豊富」といわれているのがグリーンアスパラガス。なかでも、穂先の部分に栄養素がたくさん含まれています。消化も大変よく、どんな人にもおすすめできる優秀食材。温かく調理したものはからだとこころを温め、リラックスとエネルギーを与えてくれます。旬は5～6月で、五月病など、新年度がスタートしてちょうど疲れが出やすい時期と重なります。心身のバランスを崩しやすいこの季節に積極的に食べて、体調を整えましょう。

また、ホワイトアスパラガスよりもグリーンのほうが、太陽を浴びて育っているぶん、滋養が豊富です。

いろいろな食べ方

OK

［スープ］
昆布のだし汁を使ったスープもおすすめ。にんじんやしょうがなどを入れてじっくり煮込めば、からだが温まる贅沢スープの完成です。

［ギーで炒めて岩塩で味つけ］
甘味がいっそう引き立ちます。

食べるタイミング

OK

［朝食／昼食／夕食］
いつだれが食べても、必ず心身によい影響を与えてくれます。朝食にすれば活力になり、昼食にすれば満足感となり、夕食にすれば疲れたからだとこころの癒しに。

グリーンアスパラガスのポタージュ

材料（2人分）

グリーンアスパラガス…5本
昆布だし汁…………200ml
豆乳…………………200 ml
塩………………………適量

つくり方

1 グリーンアスパラガスを小さく切り、昆布だし汁でやわらかくなるまで煮る。

2 あら熱がとれたら、豆乳を加えてミキサーにかけ、なめらかになるまでしっかり撹拌する。お好みで、塩で味を調えて完成。

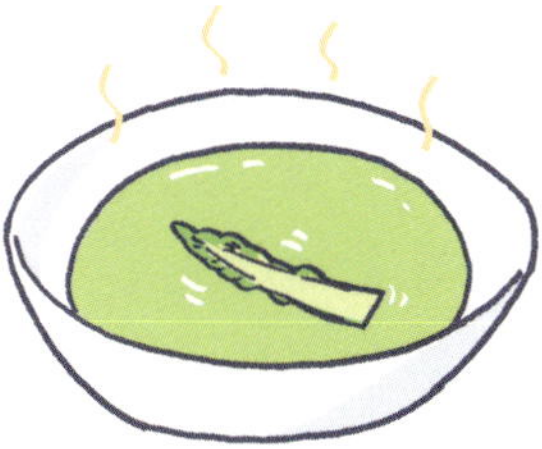

男の食べ方

肉をたくさん食べている男性におすすめなのは、スパイスを上手に使ったグリーンアスパラガスの炒めもの。ターメリックやコリアンダー、フェンネル（それぞれ粉末で同量）を使うと、血液がさらさらになり、イライラした気持ちを抑えてくれます。炒める油は、ギー（P.63）かオリーブ油が◎。

女の食べ方

男性同様、スパイスを使ったグリーンアスパラガスの炒めものがおすすめ。スパイスは、冷えや便秘の改善、お肌つやつや効果が期待できるものを。ターメリックやコリアンダー、フェンネルに加えて、クミンやしょうがを使いましょう。それぞれ粉末のものを同量、クミンとしょうがは気持ち少なめに。

毒出し最強食材 3 オージャスたっぷり！　美肌効果も

小松菜

•冷え防止
•美容に◎

貧血、冷え、美容に効く万能野菜

アーユルヴェーダでは「非常に滋養の高い野菜」と重宝される小松菜。オージャスもたっぷり含まれています。鉄分が豊富でからだを温めてくれるので、貧血ぎみの人や冷え性の人にはとくにおすすめ。また、調理したての新鮮な小松菜には、免疫力アップの効果が。さらに、ストレスの緩和や便秘解消、美肌効果など、女性にうれしい作用もたくさん。アクが少なく下茹での必要もないので、料理の手間も省けて便利です。

ハウス栽培もさかんで１年中出回っていますが、旬は冬。寒さに耐えて育った葉や茎にはぐっと甘味が増しますから、ぜひこの季節に味わいたいものです。

いろいろな食べ方

OK

［おひたし／スープなど］

おひたしは、古くからの調理法なので、日本人のからだに合っています。また、スープの具材にすると、小松菜の冷え防止の効果が一層高まります。

食べるタイミング

OK

［夕食］

小松菜ペーストは消化もよいので、夕飯に食べてももたれず、栄養素がしっかりからだとこころに吸収されます。毎晩食べれば、疲れもとれて体力回復に◎。

小松菜ペーストスープ

材料（1人分）

小松菜…………………1／2束
昆布だし汁（または豆乳）
…………………………100ml
塩……………………………適量

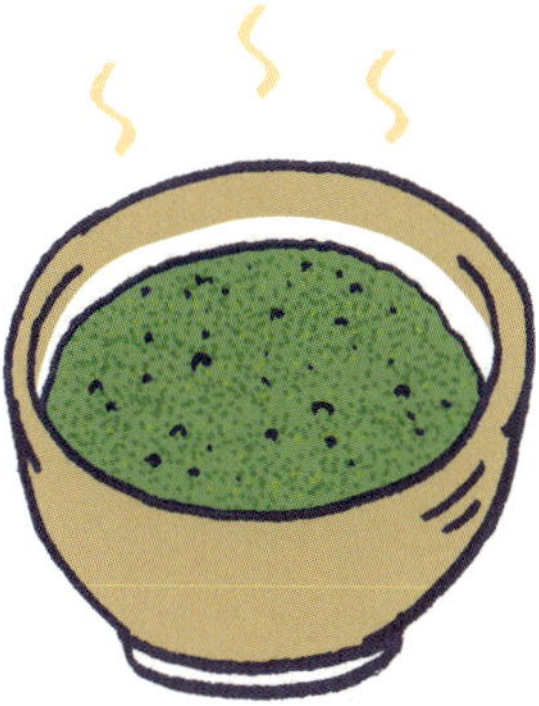

つくり方

1 小松菜を茹でる。茹であがったら、ペースト状になるまでミキサーにかける。

2 1でつくったペースト状の小松菜に、温めた昆布だし汁または豆乳を混ぜる。お好みで塩を加えて味を調えたら完成。

男の食べ方

上で紹介している小松菜ペーストをつくる際に、小松菜と一緒にレーズン、クルミや生のピスタチオを加えても◎。小松菜と一緒に茹でてミキサーにかけます。レーズンは、熱くなりがちなからだを冷まし、クルミやピスタチオには男性の滋養アップに効果があります。毎日夕食で食べると精力にも◎。

女の食べ方

上で紹介している小松菜ペーストの材料に、にんじん、デーツ、プルーンも加えましょう。小松菜と一緒に茹でて、ミキサーにかけます。にんじんはからだを温め、便秘や婦人科系の不調に効きます。また、デーツやプルーンは鉄分が豊富なので貧血予防になります。味つけは塩などでご自由に。

毒出し最強食材 4　オージャス豊富な果物の王様

ぶどう

●精神安定
●食欲抑制

毎日食べたい果物の王様

　アーユルヴェーダで「果物の王様」と称されるのは、ぶどう。旬にとれた完熟のぶどうはオージャスを豊富に含んでおり、体内バランスをきちんと整えてくれます。夏から秋にかけた旬の季節には、毎日でも食べたいフルーツです。

　果汁100％の新鮮なジュースにも、同様の効果が。食間の空腹時に飲めば、ストレス過剰など不安定なこころをしっとりと落ちつかせてくれます。とくに夕食の前に飲むと、過剰な食欲が抑えられて食べすぎずにすむでしょう。なお、マスカットのような酸味のある種類より、巨峰など甘味の強い種類がおすすめです。

食材の選び方

OK

［完熟のもの］

それまで成長してきたエネルギーがすべて詰まった、完熟のものを選びましょう。また、ぶどうに限ったことではありませんが、果物は常温で食べるようにしましょう。

食べるタイミング

OK

［夕方の空腹時など］

ほかの食事に比べて消化が早いので単独で食べましょう。

NG

［朝食］

からだが冷えて消化力がダウン。

100%ぶどうジュース

材料（1～2人分）

ぶどう……………………500g

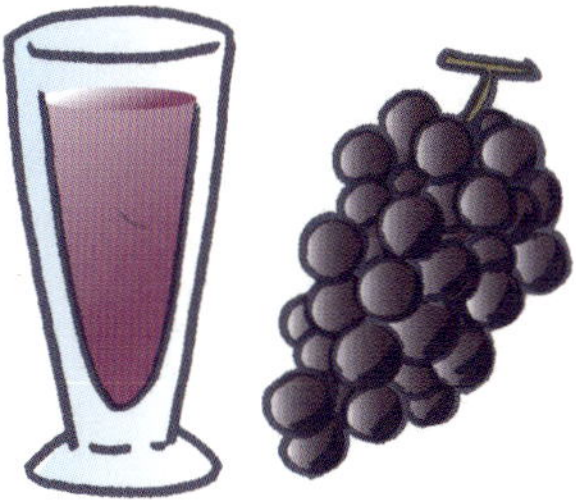

つくり方

1 軽く洗って水気をとったぶどうを、厚めの食品用ポリ袋に入れる。空気を抜いて密封し、実をすべてつぶす。

2 ザルを使って皮や種をこす。

男の食べ方

からだが熱くなりがちな男性。ぶどうと一緒に食べるのにおすすめなのはスイカです。イライラした気持ちなどが落ちつきます。ただし、消化力が高い男性であっても、冷やした果物は×。常温で食べるのが基本です。また、キウイやイチゴなど酸味が強い果物を一緒に食べるのはNGです。

女の食べ方

ぶどうと一緒に食べるのにおすすめなのはキウイやイチゴ。これらの果物は水分が多く、かつからだを冷やしません。一方、桃やプラム、バナナ、メロンはからだの冷えをまねくだけでなく消化に悪いので、冷え性の人はもちろん、アレルギーがある人はあまり食べないように。食べるとしても常温で。

毒出し最強食材 5　ナッツ界のオージャスNo.1！

アーモンド

●眼精疲労
●視力回復

気軽に食べられるオージャス食材

ナッツ類はからだによい良質の植物性脂肪、たんぱく質、ビタミン、ミネラル、食物繊維などが豊富です。とくに、菜食主義の人には重宝されています。

なかでも、オージャスをたくさん含んでいるのがアーモンド。目にもよく、眼精疲労や視力回復などに効くともいわれています。

ただし、皮は消化しにくいので、むいて食べましょう。お湯に少しのあいだ浸しておけば、皮がふやけてするっと簡単にめくれます。皮をむくと苦味もなくなるので、香ばしくてからだにもよい「おやつ」としても重宝。1日に5粒を目安にいただきましょう。

いろいろな食べ方

OK

［スープ／サラダなど］

食べ方に決まりはありません。スープやサラダに入れるほか、そのまま食べましょう。手軽に食べられるので、小腹がすいたときのおやつとしても便利です。

食べるタイミング

OK

［間食］

毎日数粒のアーモンドを食べることは、からだのためにもとてもいいことです。からだとこころのバランスを調整し、スタミナがつきます。

かぼちゃとアーモンドのサラダ

材料（2～3人分）

- かぼちゃ……300g
- アーモンド（生）……30 g
- たまねぎ……1／2個
- マヨネーズ……適量
- 塩、コショウ……適量

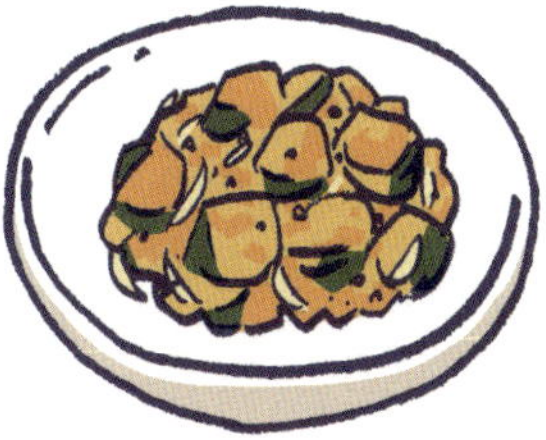

つくり方

1. かぼちゃは、なかわたをとって一口大に切り、やわらかくなるまで茹でる。たまねぎはスライスして水に浸しておく。
2. アーモンドは皮をむき、すりこぎで粗めに砕く。かぼちゃ、たまねぎ、アーモンドをマヨネーズ、塩、コショウであえる。

男の食べ方

アーモンドとならんで男性におすすめのナッツは、クルミや生のピスタチオ。クルミには、熱くなりがちなからだを冷ましてくれる効果があり、ピスタチオは、精液の直接のもとになるといわれています。そのまま食べるほか、これらのナッツをドライフルーツの牛乳煮（P.99）に入れるのもよいでしょう。

女の食べ方

ナッツ類には良質の脂やたんぱく質、ビタミン、ミネラルなどが含まれているので、乾燥しがちで、からだとこころが冷えやすい女性にはとってもおすすめ。アーモンドのほかに、かぼちゃやひまわりの種も◎。とくに、ひまわりの種は消化によく、からだを温める効果が期待できます。

毒出し最強食材 6　毒素を排出、エネルギー補給にも◎

はちみつ

●精力UP
●冷え防止

非加熱はちみつでエネルギーチャージ

とても滋養が高く、オージャスにあふれた食材。同じ甘味でも砂糖やクリームのように体内バランスを乱す性質はなく、むしろ整えてくれます。さらに、からだを温め、体内にたまった毒素を排出する働きも。疲れがたまったときなどは、積極的に摂取しましょう。

注意点はひとつ「生はちみつを選ぶ」ということ。「非加熱処理」と表示にあるものを購入してください。生はちみつは加熱すると非常に悪質な毒素になり、一度体内に入ってしまうととり除くことが困難です。40℃以上での加熱調理も厳禁。料理の調味料として使う際は、十分注意してください。

いろいろな食べ方

OK

［そのまま］

焼き菓子に混ぜ込んで焼くのはNG。そのままなめるのが基本ですがクラッカーに塗って食べるのは○。量は、１日あたり小スプーン２～３杯が適量です。

食べるタイミング

OK

［間食］

食間の空腹時になめると、すばやくエネルギーになります。強い甘味が、少量でも大きな満足感を与えてくれるはずです。食べてから30分程度で栄養素になります。

はちみつレモンしょうが

材料（1～2人分）

しょうが……………… 1かけ
はちみつ…………… 小さじ1
レモン汁………………… 少々

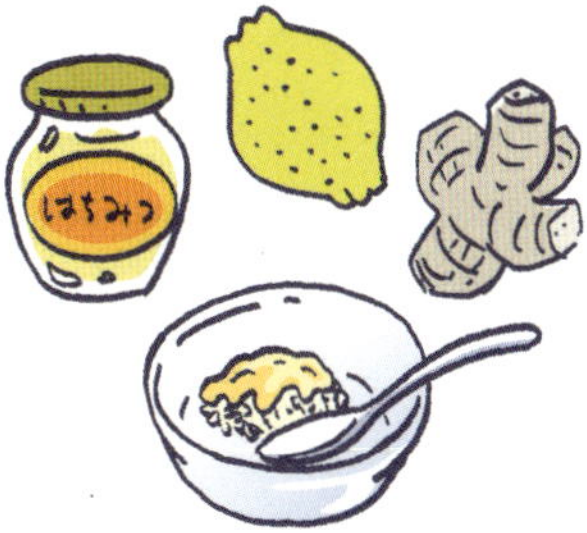

つくり方

1. しょうがは皮をむいてみじん切りにする。
2. 1にはちみつとレモン汁をかけて完成。そのまま水に溶かして飲むのもおすすめ。

※はちみつの代わりに塩をひとつまみ振ったものは、消化力アップに効果大。ただし、子どもや胃の弱い人は、はちみつを使いましょう

男の食べ方

はちみつはオージャスに満ちていて、ぜひ食べていただきたいのですが、とても消化しにくい食材。いくら消化力が高い男性であっても、はちみつをパンなど穀物に塗って食べるのは、消化に負担をかけるので、よほどおなかがすいているとき以外はNG。あくまで食間に、単独でなめるようにしましょう。

女の食べ方

女性におすすめしたいはちみつの食べ方は、はちみつレモンジュースです。常温の水500mlにはちみつ大さじ1～2杯を溶き、レモンを10滴ほど加えましょう。これを朝つくり、一日かけて食間に飲みます。胃腸を浄化し、美肌や便秘改善に効果があるだけでなく、ダイエットも期待できます。

毒出し最強食材 7 | からだとこころに効く理想のおやつ

ドライフルーツ

●精力UP
●活力注入

不調に合わせて選ぶのが◎

「太陽が調理した果物」といわれるドライフルーツは、すべての人に合う万能かつ理想的な食べもの。体内バランスを整える働きがあります。その甘味によって食事の満足度が上がるため、食べすぎを防げるというメリットも。オイルや砂糖でコーティングされたものでなく、自然のものを選びましょう。

なかでも、ミネラルのバランスがよく鉄分も豊富なレーズン、食物繊維・鉄分・カルシウムが豊富で神経系の働きを整えてくれるドライイチジク、オージャスにあふれ寝つきの悪い人にもよいとされるデーツ、貧血気味なときに効くプルーンがおすすめです。

いろいろな食べ方

OK

［そのまま／煮る］

そのままでもよいですが、水に30分〜1時間浸したものを少し煮ると、さらに消化がよくなります。朝食で食べると、瞬時にエネルギーがチャージされます。

食べるタイミング

OK

［朝食／間食］

朝食で食べると効果的なスタミナ源に。夕方の空腹時に食べれば、適度な甘味がからだにしみわたり、からだとこころに満足感をもたらします。

ドライフルーツの牛乳煮

材料（1人分）

- 牛乳…………カップ1杯分
- ドライフルーツ………適量
- アーモンド（生）………適量
- カシューナッツ………適量

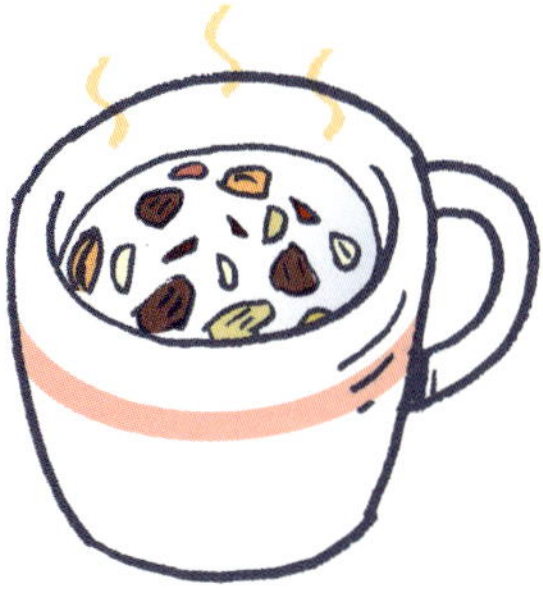

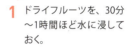

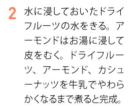

つくり方

1. ドライフルーツを、30分〜1時間ほど水に浸しておく。
2. 水に浸しておいたドライフルーツの水をきる。アーモンドはお湯に浸して皮をむく。ドライフルーツ、アーモンド、カシューナッツを牛乳でやわらかくなるまで煮ると完成。

男の食べ方

とくにおすすめなのはレーズンです。熱くなりがちな男性のからだとこころを鎮めてくれます。夜、寝る前に、水を入れたコップに、ひとつかみのレーズンを浸しておきましょう。朝、起きてから、朝食にレーズンを食べて、浸しておいた水も飲みましょう。イライラした気持ちも落ち着くでしょう。

女の食べ方

女性にとくにおすすめしたいのはドライイチジクです。夜寝る前に小さめのドライイチジクを3粒ほど、コップ1杯の水に浸しておきましょう。翌朝に朝食として、ドライイチジクを食べて、浸しておいた水も飲みます。ドライイチジクは、固くてコロコロした便の改善、肌荒れ、貧血に効果があります。

毒出し最強食材 8　体調を整える家庭のおくすり

スパイス

●消化促進
●整腸作用

自分に合ったスパイス選びが吉

　インドでは、「家族の健康は母親に守られている」といわれています。食事にスパイスを活用することが多く、母親が家族の体調を見てスパイスの選定や配合を変えるなど工夫をしているからです。

　消化力を上げて胃腸を健康にし、「若返りのスパイス」ともいわれるクミン、消化促進・整腸作用のほか肝臓にもよいコリアンダー、肝臓や血液の浄化に加え美肌効果もあるターメリック、からだじゅうの毒素をきれいにするブラックペッパーなどなど……。種類によって効果はさまざま。自身の体調に合うものを見つけておくと、不調を感じたときに重宝します。

食べ合わせ

OK

［食事にプラス］
定番メニューに足せば、豊かな香りが楽しめ、体調も整えてくれる効果が期待できます。白湯に粉末スパイスを溶かして飲むのも相乗効果で◎。

いろいろな食べ方

OK

［クミン(粉末)＋コリアンダー(粉末)＋しょうが(粉末)］
昼食後と夕食後に小さじ1杯を食べると、消化力がアップ。
［はちみつ＋ブラックペッパー］
鼻水を止める効果があり。

スパイス白湯

材料（7杯分）

- ブラックペッパー（粉末）……2〜3つまみ
- クミン（種）……小さじ1
- コリアンダー（種）…小さじ1
- 岩塩……少々
- 水……1 ℓ

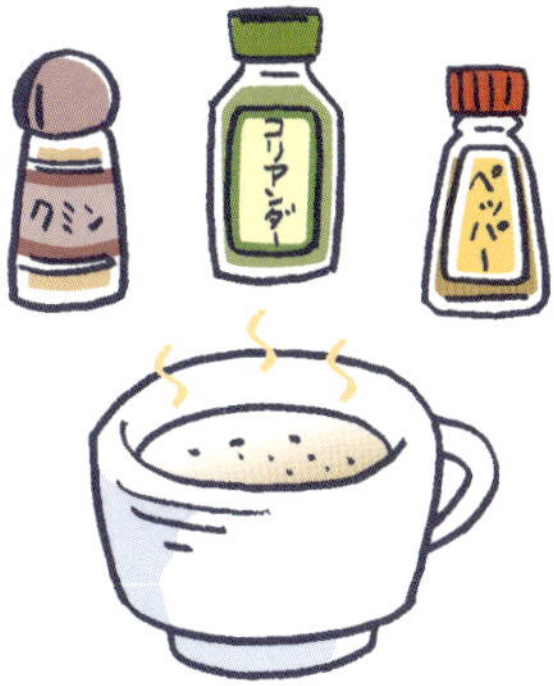

つくり方

1 きれいな水をやかんに入れてフタをし、強火で沸かす。換気扇を回す。

2 沸騰したらフタをとり、ブラックペッパーとクミン、コリアンダー、岩塩を加えて3分沸かす。

3 スパイスをこして完成。食事中に飲みましょう。

男の食べ方

男性の場合、クミンやしょうがをたくさんとると、からだが熱くなりすぎます。ターメリックやコリアンダー、フェンネルがおすすめ。軟便の人は、これらのスパイス（粉末）を同量混ぜたものを食後に飲みましょう。また、メタボやコレステロールの悩みには、ブラックペッパーを。認知症や脳梗塞の予防にも◎。

女の食べ方

消化力を上げて、感情の落ち込みを改善してくれるクミンの粉末がおすすめ。とくに夕食の野菜炒めやスープにプラスすると◎。あわせてしょうがの粉末を使うと、消化力はさらにアップします。また、固い便で悩んでいる人は、クミン、コリアンダー、しょうが（すべて粉末を同量）を食後に飲みましょう。

とげとげしたこころが落ち着く

白菜

●精神安定
●情緒回復

スープや鍋などとろとろにして食べるのが◎

冬野菜の代表格である白菜は、野菜不足になりがちなこの季節に大変重宝します。白菜のもつ甘味には、こころのバランスをとり、穏やかで調和的な方向へと導いてくれる働きが。こころの成長を助けるための純粋な物質が多いともいわれており、とくに空気が入ったかたい芯の部分にその成分が多く含まれています。消化も大変よいので、からだとこころに効く野菜といえるでしょう。

保存の効く野菜ではありますが、古いものは、時間を経たぶんだけ、オージャスが減ってしまいます。やはり新鮮なものを食べましょう。

いろいろな食べ方

OK

［加熱調理］
鍋ものやスープ、炒めものなど温かくして食べるのが◎。

NG

［漬物／サラダ］
冷たいのはおすすめできません。

食材の選び方

OK

［葉がすき間なく詰まった、ずしりと重いもの］
半分に切って売られているものも多いですが、新鮮なものは外側の葉だけでなく、切り口もみずみずしい白色です。

白菜スープ

材料（3人分）

白菜……………………7～8枚
ギー（P.63）…………大さじ1
昆布だし汁…………6カップ
塩………………………小さじ2
ブラックペッパー……適量

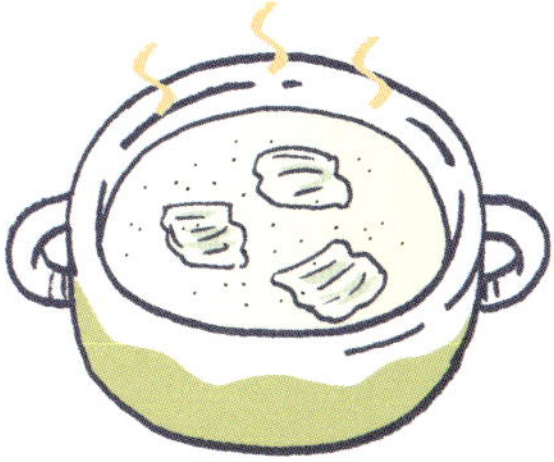

つくり方

1 白菜を一口大に切る。お湯を沸かし、沸騰したら塩をひとつまみ入れ、白菜を茹でる。

2 昆布だしを温める。温まったら白菜を入れ、塩とギーで味を調えてから弱火で約20分煮る。器に盛り、ブラックペッパーをふりかけると完成。

男の食べ方

お酒や消化しにくい食事のせいで胃腸が荒れがちな男性。白菜は、消化によくて味がやさしいので、スープにすると、暴飲暴食で疲れた胃腸を鎮めます。やわらかくとろとろになるまで煮たものを食べましょう。味に変化をつけたいときは、ターメリックやコリアンダー、フェンネルで味つけするのも◎。

女の食べ方

働く女性は、寝不足になりがちで、肌も荒れやすく、疲れをためてしまいやすいもの。そんなとき、やわらかく煮た白菜はおすすめです。遅い時間の夕食として、スープの具材に使いましょう。女性におすすめのターメリックやコリアンダー、フェンネル、クミン、しょうがを使うと毒出し効果は倍増です。

毒出し最強食材 10 ｜ 生活習慣病の症状が改善する

ズッキーニ

•頭痛改善
•生理好調

消化しやすくさまざまな不調に効く

味と見た目から、きゅうりの仲間と思われがちなズッキーニですが、じつはかぼちゃの一種。完熟してから食べるほかのかぼちゃと違い、開花後５～７日の未熟果を食べます。旬は６～９月ごろまで。皮をむかずに食べても、消化には問題ありません。

ほのかな甘味のあるやさしい味で、からだじゅうのバランスを整えてくれる万能野菜。皮膚のトラブル、下痢・便秘・痔などおしりのトラブル、生理不順やPMS（月経前症候群）といった婦人科系のトラブル、喘息などの呼吸器系トラブル、糖尿病や高血圧などの生活習慣病、頭痛など、さまざまな症状を改善してくれます。

いろいろな食べ方

OK

［煮込みなど］

ラタトゥイユやパスタなど、煮込み料理におすすめ。くせがなく、どんな食材とも相性がよいので、メニューにとり入れやすい野菜です。

食材の選び方

OK

［太すぎず、皮にハリとつやがあり、表面がなめらかなもの］

ヘタの切り口がみずみずしいものが新鮮です。なかも切り口と同様に、しっとりとしてみずみずしいものが美味。

ズッキーニの炒めもの

材料（2人分）

ズッキーニ……………………1本
塩……………………………適量
ギー（P.63）（またはオリーブ油かひまわり油）……………………………適量

つくり方

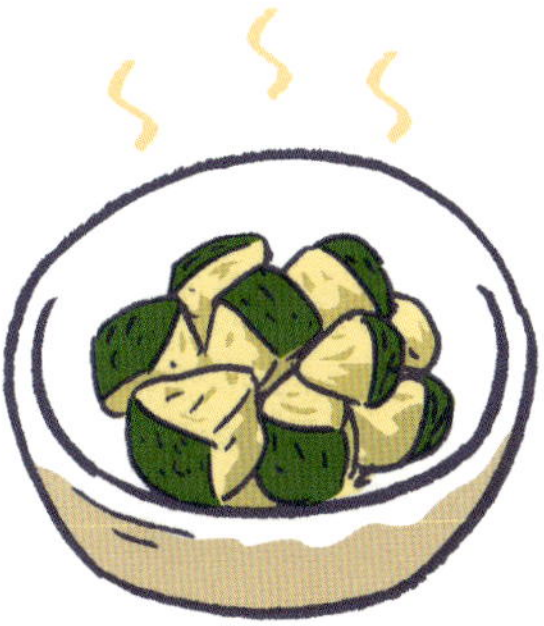

1. 洗ったズッキーニを皮のまま一口大に切る。
2. フライパンにギーを熱し、炒める。塩で味を調えると完成。

※からだを温めたいときはギーかひまわり油を、逆にからだを冷やしたいときやイライラしているときはオリーブ油を使いましょう

男の食べ方

ズッキーニは、男性の熱くなりがちなからだとこころを鎮め、体内バランスを整えてくれるので積極的に食べましょう。スープに入れたり、ギー（P.63）とターメリックで炒めたりする方法がおすすめ。味つけは、塩分が多いとズッキーニの効果が半減してしまうので、やさしい味つけが◎。

女の食べ方

スープにして食べるのもよいですが、からだが冷えていて、適度な油分が必要な女性にはズッキーニの味噌炒めがおすすめ。フライパンに多めの油を入れてズッキーニをかるく揚げてから、味噌で炒めましょう。味噌にはからだを温める効果がありますし、適度な油分をとれるのでおすすめです。

毒出し最強食材 11　あらゆる不調に効果あり

オクラ

●バテ防止
●健康増進

ネバネバを出さずに食べるのが◎

　体内バランスを整え、あらゆる不調に効く万能野菜です。オクラの旬は7～9月。夏バテ予防も兼ねて、この季節には意識して食べたいものです。

　ただし、食べるときは「ネバネバを出さない調理方法」をこころがけて。「炒める」「焼く」ならば問題ありませんが、「蒸す」「茹でる」「煮る」といった調理方法をとると、ネバネバが出てきます。このネバネバは、人によっては大変消化しづらいものなので、からだに毒素がたまってしまいます。さらに、心臓病や肥満、生活習慣病、アレルギーといった症状を引き起こすこともあります。

いろいろな食べ方

OK

［炒める／焼く］
ネバネバを出さないように、調理法は炒めるか焼くかのどちらか。

NG

［蒸す／茹でる／煮る］
ネバネバが出る調理法は×。

食材の選び方

OK

［鮮やかな緑色をした、うぶ毛が密生しているもの］
新鮮なものは、立派なうぶ毛が生えていますが、塩でこするととれます。できるだけ新鮮なものを選ぶようにしましょう。

オクラのサブジ

材料（4人分）

オクラ……………………30本
ギー（P.63）………大さじ3弱
コリアンダー……大さじ1
レッドペッパー…小さじ1／3
塩、ターメリック…小さじ1／2
ショウガパウダー、クミン、ブラックペッパー
……………………小さじ1

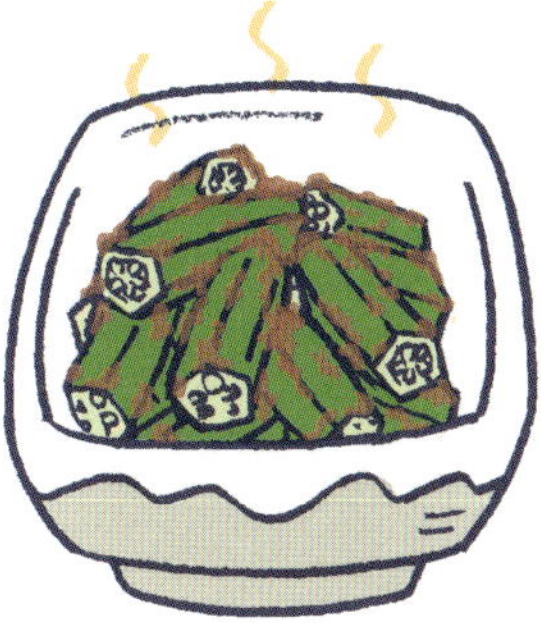

つくり方

1 オクラを洗い、塩でこすってうぶ毛をとる。水で塩を洗い流してから2等分にする。

2 鍋にギーを入れて熱し、オクラと塩、スパイスを加え、炒めながらムラがないようにしっかりと混ぜる。フタをして、1分おいたら完成。

男の食べ方

炒めて食べるのが基本のオクラ。上で紹介しているオクラのサブジに、ズッキーニやかぼちゃをプラスすると男性にぴったり。ズッキーニやかぼちゃには、熱くなってイライラしがちな男性のからだとこころを鎮める効果があります。また、体調に合わせて、スパイスの配合を変えるのも◎。

女の食べ方

女性は、上で紹介しているオクラのサブジに、にんじんをプラスしましょう。にんじんは、冷えや便秘、婦人科系の不調のほか、気分の落ち込みなど、こころの安定にも効果があります。オージャスたっぷりのギー（P.63）を使うので、イライラも予防できます。しっかりした味つけでいただきましょう。

毒出し最強食材 12　女性らしさをもたらす

さつまいも

•精神安定
•女子力UP

こころの毒出しに効果あり

「イライラして落ち着かない」「気持ちが安定しない」。そんなときは、さつまいもを食べましょう。さつまいもには、こころを落ち着かせる効果があります。また、脂肪を増やす性質もあります。太りにくい体質の人や、グラマラスで女性らしいからだをつくりたい人にもおすすめです。

さつまいもとならんで人気があるかぼちゃは、消化しやすく、優秀な食材です。皮膚に炎症があるときや、下痢の症状があるときに積極的に食べましょう。さつまいももかぼちゃも皮はとても消化しにくいので、必ずとり除くようにしてください。

いろいろな食べ方

OK

［焼いも］

本来の甘味をいかしたシンプルな食べ方が◎。

NG

［天ぷら／大学いもなど］

油分のとりすぎは控えましょう。

食材の選び方

OK

［皮の色が鮮やかでハリがあり、中央がふっくらしているもの］

傷、黒ずみ、ひげ根がないものがベスト。旬は 9 ～11月ですが、寒さに弱いので新聞紙に包んで冷暗所に保存を。

ふかしいも

材料（3人分）

さつまいも…………2～3個
水…………………………適量

つくり方

1 蒸し器に、水を入れる。蒸している最中に空炊きにならないよう、水の量は底から3cm程度が目安。

2 中敷をセットし、さつまいもを入れてフタをする。沸騰したら弱火で20分以上蒸す。竹串がすっとさつまいものなかまでさされればOK。

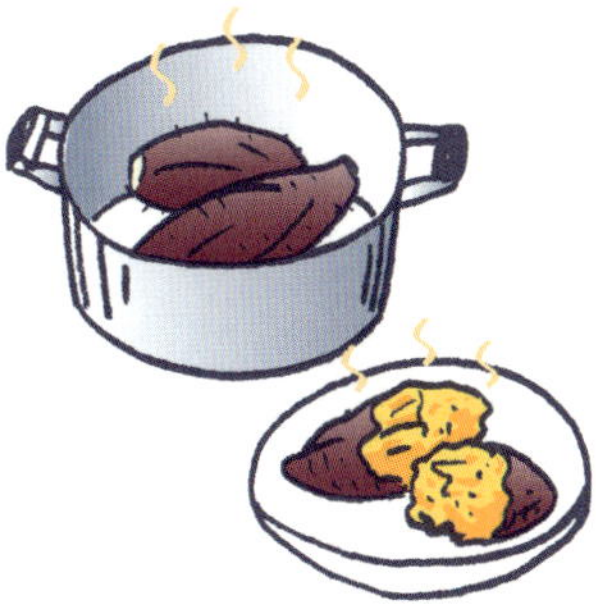

男の食べ方

さつまいもはイライラしがちな男性におすすめ。ほくほくに煮つけたり、味噌汁の具にしたりするとよいでしょう。かぼちゃも同様です。揚げものが好きな男性も多いと思いますが、天ぷらを食べすぎると油分過多になり、からだが熱くなりすぎてしまいます。あまり食べないほうがよいでしょう。

女の食べ方

さつまいもやかぼちゃは、ほくほくした甘味が特徴。蒸したり、ギー（P.63）で炒めたりする調理法もよいですが、女性は油を適度にとったほうがよいので、軽く油で揚げて味噌で炒める方法がおすすめ。また、天ぷらを食べるとしたら、消化力がもっとも高い昼食にいただきましょう。

毒出し最強食材 13　メタボやむくみに効く

大根

・過食防止
・消化UP

葉と根を上手に調理するのが◎

大根は生で食べると辛味が強く、消化吸収や代謝の機能を乱しがち。しかしよく煮込むと、辛味がとれて甘味と苦味が引き出され、消化や代謝の機能を正常にしてくれます。また、大根の葉にはオージャスがたっぷり。葉つきのものを見かけたらぜひ購入して、丸ごと調理していただきましょう。

よく煮込んだ大根はからだをしっかり温めて、食べがいもあるので食後に満足感を得られます。メタボを気にしている人は、ぜひ意識して食べてください。さらに、ぼんやりとした眠気、花粉症、手足のむくみを解消する効果も期待できます。

いろいろな食べ方

OK

［味噌汁／おでんなど］

温かく煮ると、からだも温まるほか、食べすぎも防いでくれます。また、根だけでなく、葉にも体調を整えるすぐれた働きがあるので丸ごといただきましょう。

食べるタイミング

OK

［冬場の夕食］

大根の旬は７～２月ですが、不摂生になりがちな冬の体調不良に◎。春に向けてバランスが崩れがちな体調を事前にケアすることができます。

大根ポタージュ

材料（10杯分）

大根の葉……………1本分
大根……………………1本
昆布だし汁……………適量
塩………………………適量
ブラックペッパー……適量

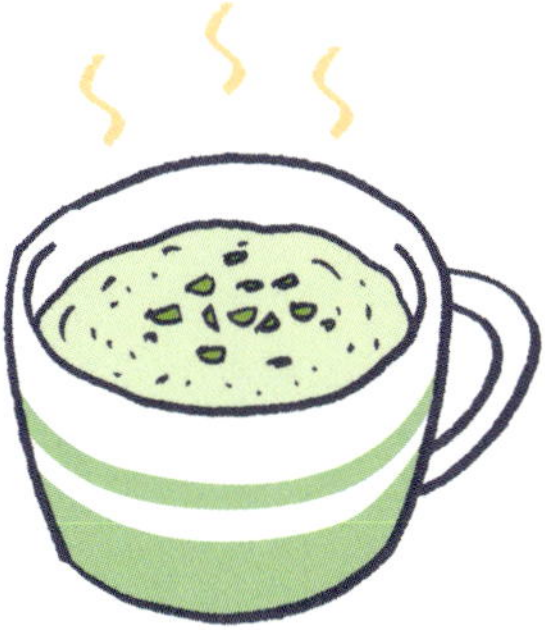

つくり方

1 大根と大根の葉を一口大に切る。大根と葉を鍋に入れ、かぶるくらいだし汁を入れて煮る。

2 大根に竹串を刺してすっととおるくらいやわらかくなったら、火からおろしてミキサーにかける。とろとろになるまで撹拌したら完成。

男の食べ方

メタボが気になる男性は、しっかり煮込んだ大根をいただきましょう。また、オージャスたっぷりの葉は炒めるのがおすすめ。炒める油には、ギー（P.63）か、オリーブ油を使いましょう。ただし、体重増加やコレステロール値が気になる人は、オリーブ油を使うとよいでしょう。

女の食べ方

辛味の強い大根を生でたくさん食べるのはＮＧ。からだが冷えたり、イライラしたりしてしまいます。やわらかくなるまで十分に煮込みましょう。葉はオージャスに満ちているので、スープに入れたり、炒めたりするのがおすすめ。葉を炒める場合、ギー（P.63）やひまわり油を使いましょう。

毒出し最強食材 14　からだを温め、食欲もアップする

しょうが

・消化UP
・食欲増進

そのままでも温めても効果抜群

「消化力を高める力がダントツ」なのがしょうが。毒素をためないからだづくりには、なくてはならないものです。からだを温めて冷えをとり、爽やかな辛味が食欲を増進させる効果も。

できれば、加工されたチューブ状のものよりも、生のものを食べるようにしましょう。また、粉末状のものは刺激が強く、胃が荒れてしまうことがあるので、とりすぎに注意してください。生のものでも刺激がとても強いので、胃潰瘍や胃炎、十二指腸潰瘍など、胃に疾患がある人や、わずらったことがある人は、使用方法に注意しましょう。

いろいろな食べ方

OK

［味噌汁／スープなど］

温めていただくと、消化力は抜群に上がります。そのほか、さまざまな食事に薬味として加えたり、刻んで炒めものに入れたりするのもよいでしょう。

食べるタイミング

OK

［食中／食後／食間］

万能の消化力アップ食材なので、食事に加えるのがおすすめ。食後や食間には、白湯にしょうがを入れたしょうが白湯（P.59）を飲むとよいでしょう。

しょうがご飯

材料（2人分）

- 玄米……2合
- しょうが……1かけら
- しょう油……大さじ1
- 塩……少々
- 小ねぎ……適量

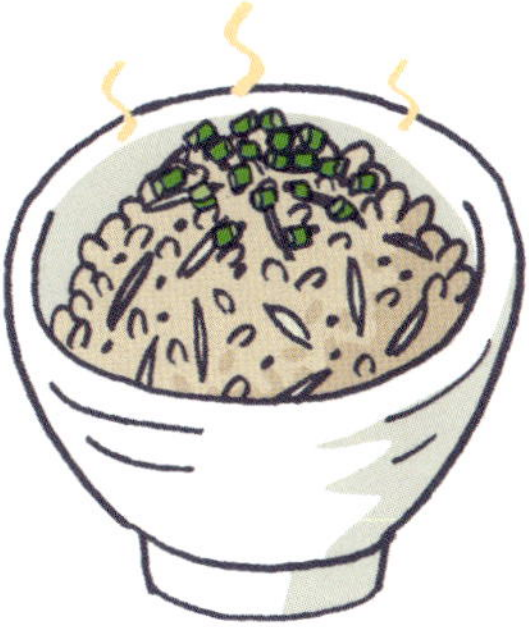

つくり方

1. 玄米はこすり洗いして半日ほど水につける。
2. 炊飯器にしょう油、塩を加えてひとまぜしたら、千切りにしたしょうがを乗せ、玄米モードで炊く。
3. 炊きあがったら切るように混ぜ、小口切りにした小ねぎを乗せる。

男の食べ方

消化力が十分な男性がしょうがを食べすぎると、下痢になってしまいます。男性の場合、生で食べるなどより、炒めものに使うのがおすすめ。消化しにくい肉を使った炒めものも消化しやすくしてくれます。また、消化力の低下を感じたら、食事中にしょうが白湯（P.59）を飲みましょう。

女の食べ方

消化力が弱い女性の強い味方です。消化力を安定させたい人におすすめなのは、はちみつレモンしょうが（P.97）。食事の10分ほど前にティースプーン1杯を食べておくと、胃のなかが浄化され、消化力が上がります。これを毎日食べていると、不安定になりがちな消化力が上がったまま安定します。

COLUMN　毒出しテクニック 4

和菓子を食べてエネルギーをチャージ

市販の菓子類を無制限に食べていると、病気がちになったり、精神的に不安定になったりします。たとえば、チョコレートを食べると元気になった気がしますが、カカオは攻撃性を高めるのでイライラを誘発し、チップスやおせんべいなどは消化に悪く、からだに毒素がたまります。また、あめやガムは、だ液の分泌を促進するため、消化システムに悪影響です。

理想をいえば、お菓子は市販のものではなく、手間をかけてつくった手づくりのものがオージャスたっぷりでベスト。精白小麦や白砂糖を控え、全粒粉やきび砂糖、ギー(P.63)などを使えばなおよいです。

ですが、「そうそう手づくりできない」という人には、和菓子がおすすめ。砂糖がたっぷりで消化がよいわけではないのですが、生クリームや小麦を使うことの多い洋菓子に比べると、格段にからだへの負担は少ない食べものです。手づくりの、上質な生菓子をいただくようにすれば、からだへの影響も少なく、満足感も味わえます。

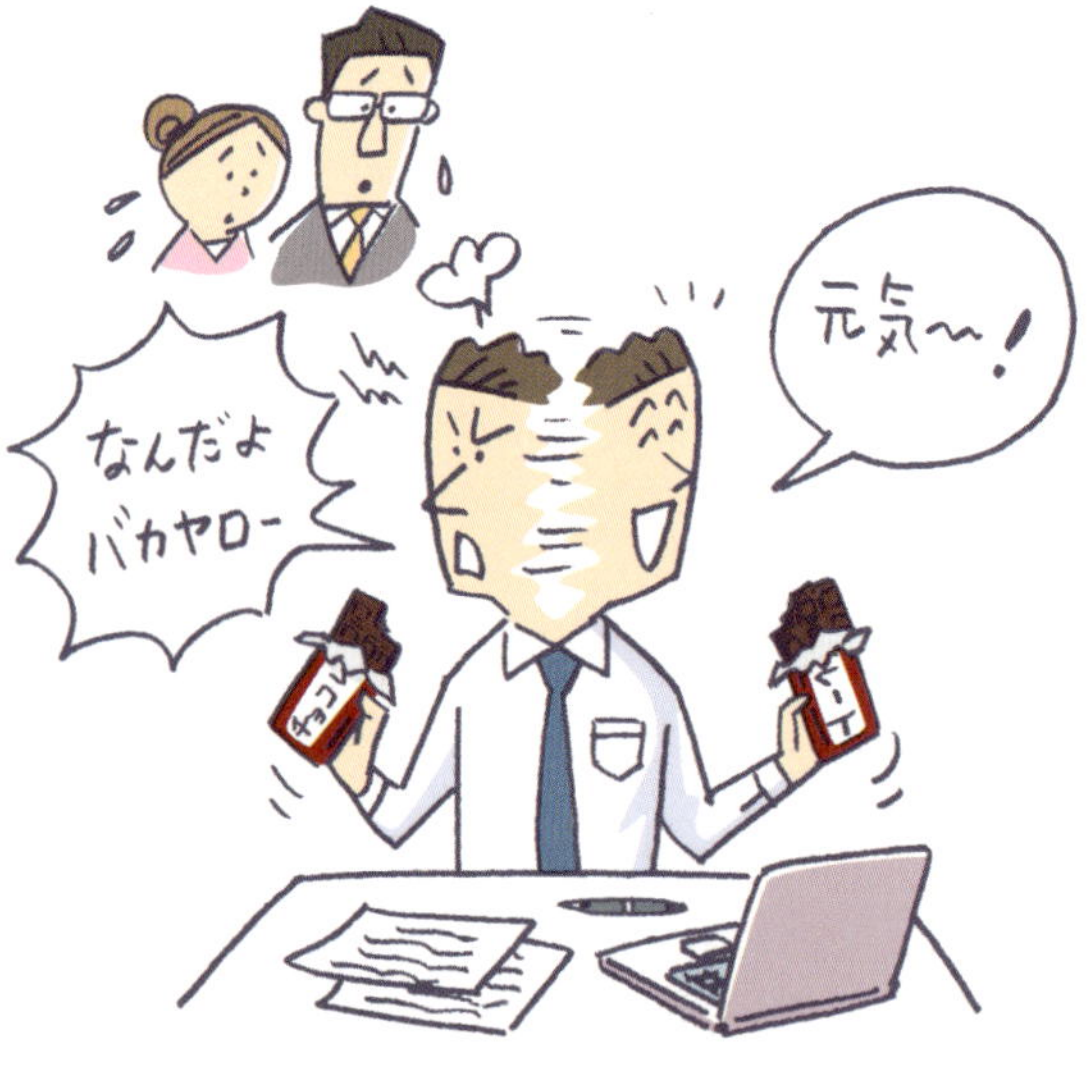

PART4

毒素をためない40代からのすごし方

からだとこころを軽くする毒出し1dayプログラム

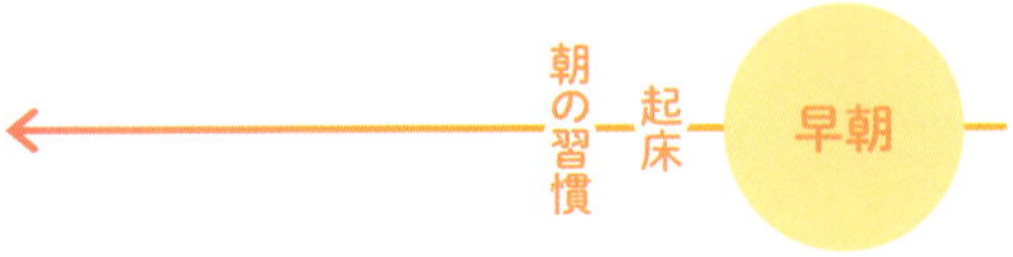

起床

理想の起床時間は日の出前の６時前後。この時間帯は生理機能が活発になっているので、慣れるとスッキリ目覚めることができます。布団から出る前の数分間に、１日の予定を立てるといいスタートが切れます。

朝の習慣

1日を快適にすごすための習慣をご紹介します。可能なものからとり入れてみてください。

・舌ごけをとる（P.56）

・白湯を飲む

朝に飲む白湯は毒出し効果抜群です。からだが目覚め、膀胱と腸が活性化されます。

・排泄

白湯を飲み、毎朝決まった時間にトイレに座るようにすると、自然にお通じがよくなります。

・オイルマッサージ（P.122）とシャワー

マッサージの毒出し効果がもっとも発揮されるのは朝の時間。からだもこころもスッキリします。

・朝食

朝は消化力が弱いので、８時までに軽めにすませましょう。温かいスープや味噌汁などを中心に、ご飯やパンなどの穀物を組み合わせたメニューを。

朝の運動

運動は、朝に軽く行うのが理想です。全身の生理機能が高まり、頭もスッキリクリアに。その後の時間帯を活発にすごせるので、ぜひ習慣にしてください。ただし、暑すぎたり寒すぎたりする夏や冬には、無理は禁物です。

- 朝食のあとに散歩をする（P.28）
- 通勤時間に長めに歩く

電車通勤の人は、一駅分歩くのもよいでしょう。また、エレベーターやエスカレーターを使わないで階段を使うといった小さなこころがけも大切です。

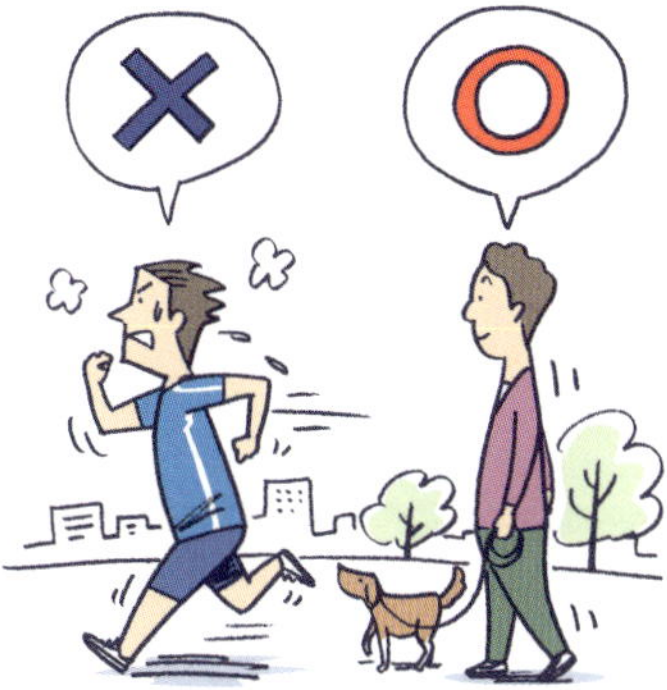

仕事の場合

10時から午後２時にかけては、1日のうちでもっとも仕事や家事がはかどる時間です。手間のかかる作業や面倒なことは、この時間に片づけてしまいましょう。

休日の場合

掃除やゴミ出しなど、いらないものを捨てるのも午前中がベスト。もののため込みは、こころの毒素にも直結します。身の回りをスッキリさせて、こころの毒素もスッキリ出し切りましょう。

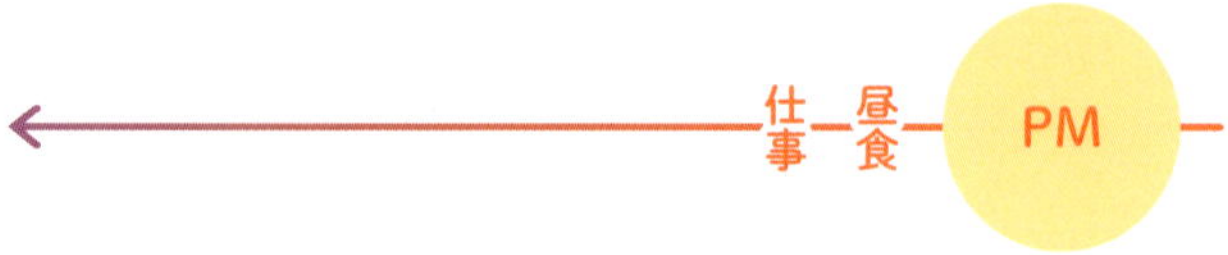

昼食

昼食は１日のメインの食事を。消化力が高まっている時間帯なので、ボリュームがあるものを食べても大丈夫です。

・食後の散歩（P.28）
　午後眠たくなるという人にこそおすすめ。眠気を撃退できます。

仕事

午後２時をすぎると次第にスタミナが切れやすくなってきます。１～２時間ごとに10～20分ほどの休憩をとりながら、無理をしないようにしましょう。

・軽く瞑想をする（P.68）
・おやつを食べる
　リラックスを兼ねて、ホットミルクや常温の果物、ドライフルーツなど、すぐにエネルギーになるものを食べましょう。

午後の仕事は
休憩をとりながら、
無理をしないように
しましょう

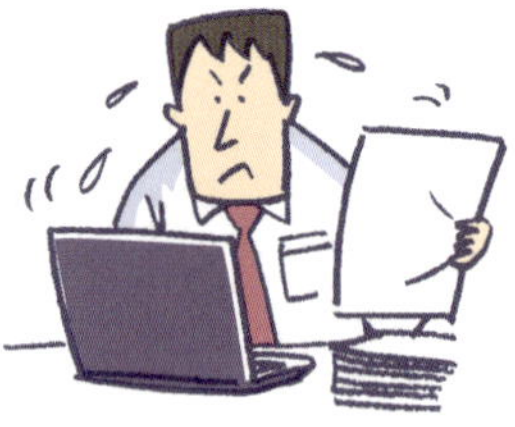

夜 → 夕食 → 寝るまでの時間 → 就寝

夕食

夕食は、夜８時までに軽めにすませるのが理想です。原則として、３日以上は夜９時をすぎないようにこころがけましょう。８時をすぎた場合は、さらに軽めなメニューにします。

・スープやホットミルクを夕食に

スープは消化によい調理法ですが、白菜（P.103）、大根（P.111）のように消化によい食材を使うと消化力に負担がかかりません。また、グリーンアスパラガス（P.89）や小松菜（P.91）のように、オージャスたっぷりの食材もおすすめです。

寝るまでの時間

夕食後は、からだを眠りの準備に入らせ、明日に向けてのエネルギーをためるための時間。読書や、家族で団らんをするなどして、静かにリラックスできるひとときにしましょう。

・日記をつける

現在の自分の状況や気持ちを客観的に確認できます。

・入浴

午後9時までに短めにすませましょう。からだが熱くなりがちな男性は、ホッとリフレッシュするぐらいの短い時間がおすすめ。女性はからだが温まる程度に。お風呂上がりは、からだを冷やさないように注意しましょう。

就寝

夜10時半までには眠りにつくようにしましょう。11時をすぎると気分が高ぶって寝つけなくなったり、眠りが浅くなったりしてしまいます。次の日がお休みでも、夜更かしは避けて毒出し生活のリズムを身につけたいものです。

即効性あり！
たっぷり毒出し1weekプログラム

月	**1週間のスタートです** 少し早起きをして、軽く汗をかく程度の運動や、朝食後の散歩（P.28）をするのがおすすめ。日中は適度に休憩をとります。
火	**からだが頑張ろうとする火曜日** コーヒーなどの刺激物ではなく、白湯や温かい麦茶を飲んでからだをクールダウンさせましょう。
水	**疲れがたまりやすい水曜日** 午後の眠気を吹き飛ばすために、昼食後に散歩（P.28）をしましょう。また、休憩時にはドライフルーツで栄養補給を。
木	**思考が鈍る木曜日** 憂うつになりがちなので、こころの毒出しに効果がある掃除をするとよいでしょう。ネガティブな人とは無理して話をしないのも◎。
金	**からだとこころがもっとも疲れている金曜日** 自分の消化力に合わせて3食をしっかり食べましょう。水分が多く、適度な油分を含む食事が理想です。
土	**休日1日目の土曜日** 夕食を夜8時までに食べ、10時半までに就寝してみましょう。このためには、夕方からリラックスした時間をすごすことが大切です。
日	**休日2日目の日曜日** 朝6時ころに起きて、瞑想（P.68）やオイルマッサージ（P.122）を。からだとこころの毒素を洗い流しましょう。

一年をとおしてこころがけたい毒出し生活習慣

春

眠気がとれず、なんとなくからだが重く感じる季節

動植物が動き出す春。新年度のスタートで気持ちの切り替えが必要な時期でもあるので、疲労が残らない程度な運動をこころがけましょう。食事では、ふき、たらの芽など苦味のある春野菜を積極的に食べましょう。

夏

夏は体力・食欲・消化力がもっとも低下する季節

スタミナ料理を食べるのは×。塩味や辛味の強いものは避け、穀物や牛乳など自然な甘味のある消化のよいものを食べましょう。暑気払いのビールにも注意。ぬるい麦茶や白湯、スイカやぶどうなどみずみずしい果物で水分補給を。

秋

9～10月前半にかけては、免疫力が落ちて体調を崩しがち

旬の野菜や緑黄色野菜・緑茶・牛乳を積極的にとりましょう。10月後半～11月になると夏に落ちていた体力や食欲はもどってきますが無理は禁物。食事は酸味・塩味をやや強めにし、スパイスをとり入れるとよいでしょう。

冬

1年でもっとも体力・食欲・消化力が増す時期

しかし、忘年会や新年会が続き、食べすぎになりがちなので要注意。また、暖房の効いた部屋ですごすことが多い人は、からだが熱くなりすぎてしまうことも。この時期に毒出しを行えば、春先の花粉症や鼻炎といった症状が軽減されます。

効果抜群のからだリセットマッサージ

毒素を出してからだをリセットするのにおすすめなのがオイルマッサージ。肌に塗ったオイルは、毛穴から体内に浸透して血管に入ると血流にのって全身にめぐり、20分ほどでからだの奥に届きます。そして、体内にたまった毒素を溶かし、皮膚の表面に浮き上がらせ、排泄物として体外に排出します。オイルマッサージは一日1回朝に行うのが理想ですが、夜の入浴前でもよいでしょう。

注意

- マッサージは空腹時に行うのが基本。食後2時間以内は避けましょう
- 発熱時は避け、完全に熱が下がってからにしましょう
- 肌に炎症があるときやケガをしているときは避けましょう
- 消化不良で全身がだるいときは行いません
- 妊娠中の前期と後期は避けましょう
- 月経開始から3日間は避けましょう

オイルについて

マッサージには太白ごま油、ココナッツ油、オリーブ油が使えます。からだを温めたいときは熱処理した太白ごま油を、イライラしているときには、ココナッツ油かオリーブ油がおすすめ。ココナッツ油はできるだけ純粋なものを、オリーブ油は薬局で販売している肌に塗布するものを使用し、ともに熱処理する必要はありません。

太白ごま油を使った マッサージオイルのつくり方

材　料

太白ごま油（P.124〜127のマッサージを毎日1カ月行なう場合は約1ℓ）、鍋、木べら、じょうご、料理用温度計、保存容器

※ごま油を使用して発疹やかゆみが出た人は、ごま油の使用は控えましょう
※つくったオイルは冷暗所で保存し、2カ月を目安に使い切りましょう。密閉容器から小さなボトルなどに移しておくと便利です

つくり方

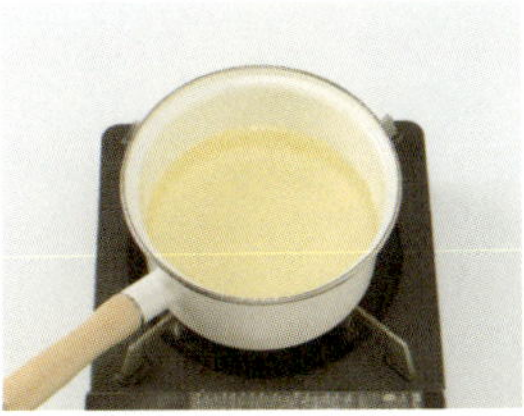

1　太白ごま油を鍋に入れ、木べらなどでやさしくかき混ぜ、ゆっくりと弱火で温める。

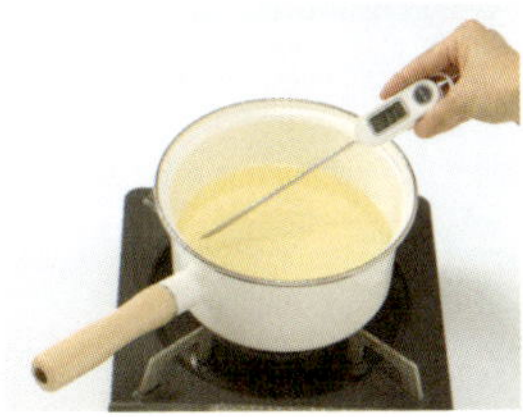

2　90℃を超えたら火から下ろし、100℃になるまで待つ。このとき、110℃を超えないように注意する。

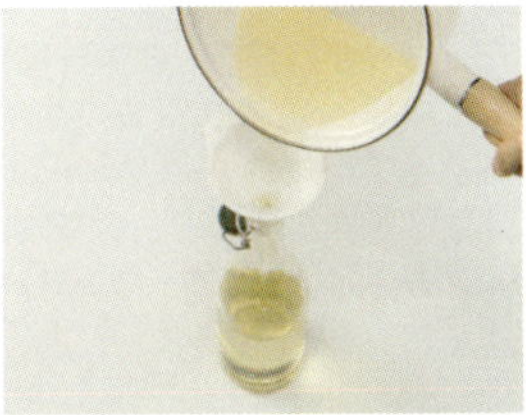

3　しばらくそのまま置き、オイルが冷めたらじょうごを使って密閉容器に保存する。

マッサージの前に

□1回で使うオイルの量は大さじ2杯程度（30〜40ml）を目安に
□オイルは使う分だけ湯せんなどで人肌に温める
□部屋を暖かくして、裸で行う
□指輪やメガネは外す
□回数は左右10回ずつ行う
□左右どちらから始めてもよいが、必ず両側行う

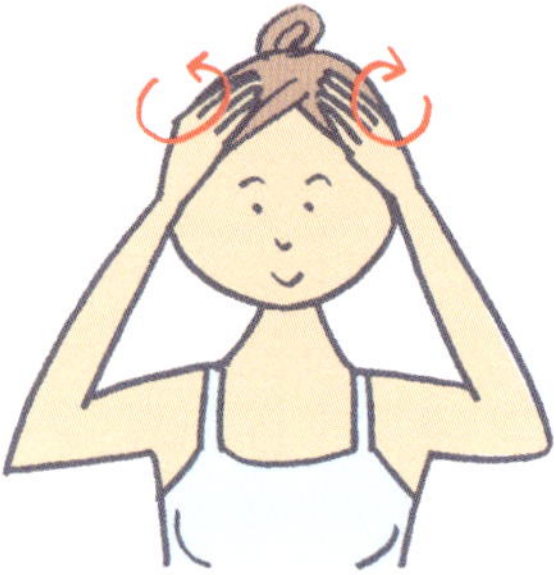

1. 頭

頭痛や全身疲労に効果あり

まずは、指で地肌にオイルをすり込む。頭の上部に両方の手のひらをあて、内側から外側に円を描いてなでる。次に、耳の上部に手のひらをあて、後ろに向かって円を描く。最後に、後頭部に手のひらをあて、内側から外側に円を描きながらじっくりさする。

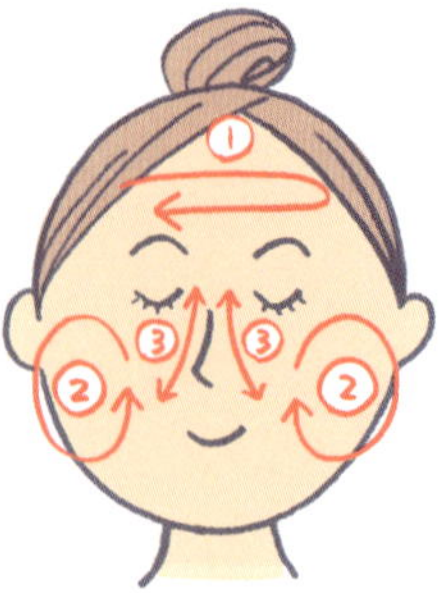

2. 顔

目の下のクマや乾燥肌に◎

①おでこに右手のひらをあて横になでる（右から左への往復で1回と数える）。②ほおに両方の手のひらをあて、内側から外側に円を描くようになでる。③左右の3本の指を鼻のわきにあて、指の腹で上下にゆっくりとさする。

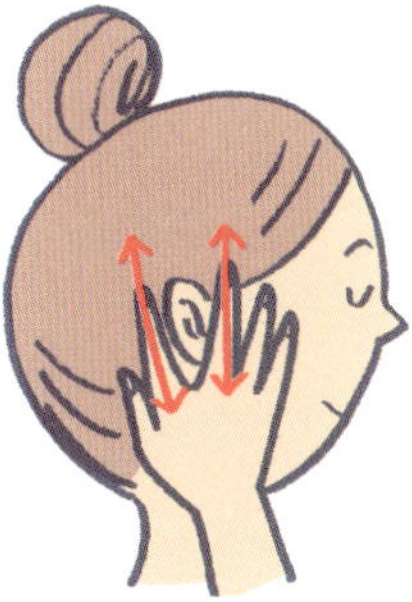

3. 耳

安眠やストレス解消に効く

両耳のふちをやさしくつかみ、全体をくまなく温かみが感じられるまでもむ。次に、耳の穴のなかを人差し指でさする。そして耳の内側、外側、耳たぶまでまんべんなくもむ。最後に人差し指と中指で耳をはさみ、上下にさする（上に向かうとき少し力を入れる）。

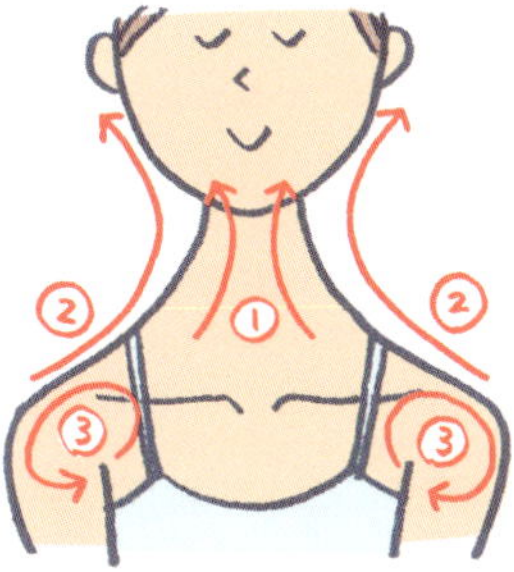

4. 首と肩

小顔効果や肩のこりに効果あり

①首はのどの下からあご先に向かって、両手の指全体で交互にやさしくさすり上げる。②肩先に手のひらをあて、首に沿って耳の裏までなで上げる。反対側も同様に。③肩の関節を手のひらでくるむようにして外側に円を描いてなでる。反対側も行う。

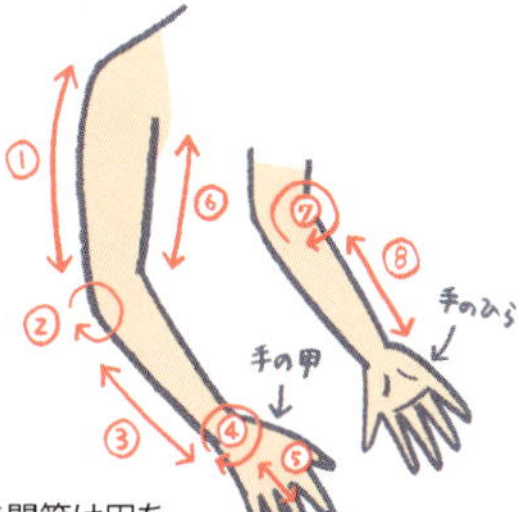

※関節は円を描くように

5. 腕と手

疲れや関節痛、冷え性に◎

まずは腕の外側を。①肩からひじまでさする。②ひじをなでる。③ひじから手首までをさする。④手首をなでる。⑤手の甲は手のひらで上下にさする。次に腕の内側を。⑥脇からひじまでをさする。⑦ひじの内側をなでる。⑧ひじから手首までをさすり、手のひらをもむ。

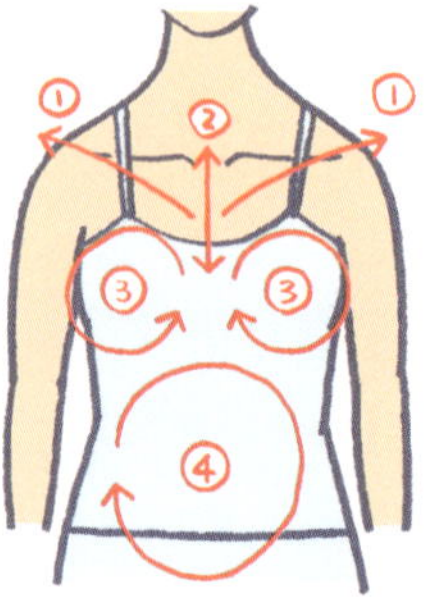

6.胸とおなか

こころの安定、バストのハリに◎

①胸の中央に両方の手のひらと指先をあて、肩に向かってさする。②胸の中央を、みぞおちに触れないように上下にやさしくさする。③バストの上に手のひらをあて、包むようにして内側から外側へバストのまわりをさする。④おなかを両手で時計回りにゆっくりとなでる。

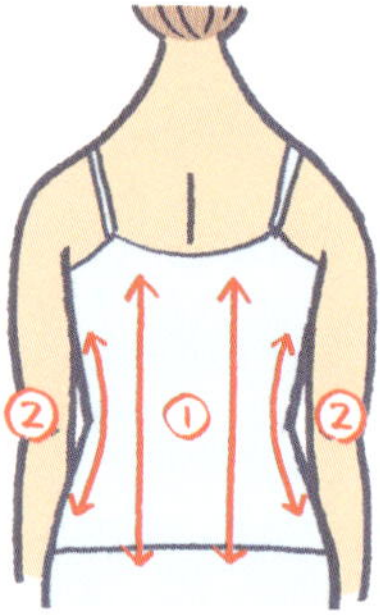

7.背中とウエスト

消化不良や心臓を強くする効果

①両腕を背中に回し、手のひらを届く範囲で背中の上のほうにあて、腰までを上下にさする。左右同時にゆっくりと行うのがポイント。②両わき腹に手をあて、できるだけ高い位置からウエストをとおって腰骨までさすり下ろす。

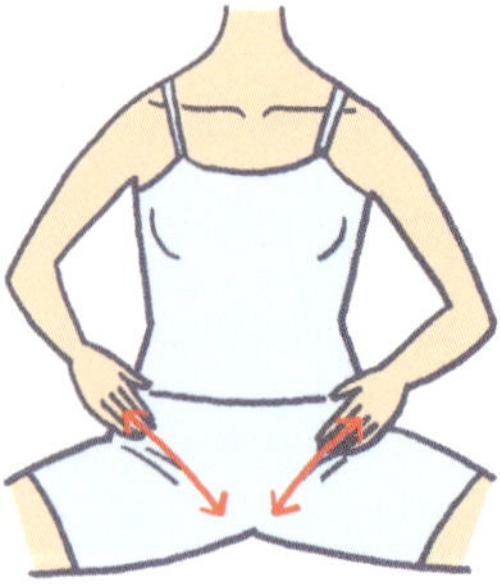

8.そけい部とお尻

生理痛やヒップアップ、冷えにも

腰骨のあたりに手のひらをあて、股に向かって、太もものつけ根（そけい部）を左右同時にやさしくさする。生理痛など女性特有の悩みに効果あり。次にお尻に両手のひらをあて、外に向かって円を描くようにさする。ヒップアップや下半身の冷え解消にも。

9.脚

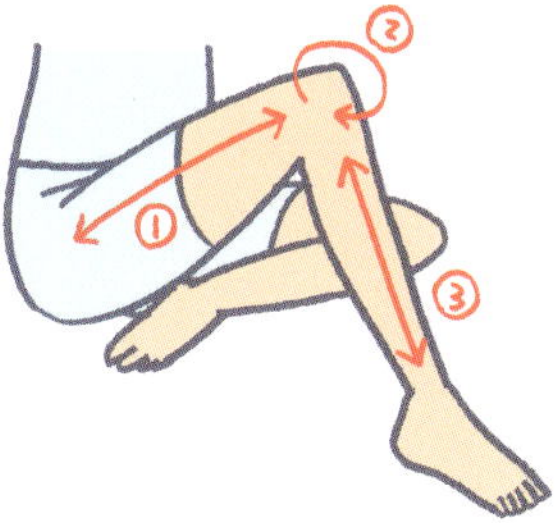

全身の疲れ、脚のむくみをとる

①右太ももの表側に右手を、裏側に左手をあて、手のひら全体でひざまで上下にさする。②ひざを両手で包むようにし、外側に向かって円を描いてやさしくなでる。③ひざ下は、表側に右手を、裏側に左手をあて、足首まで上下にさする。反対側も同様に。

10.足

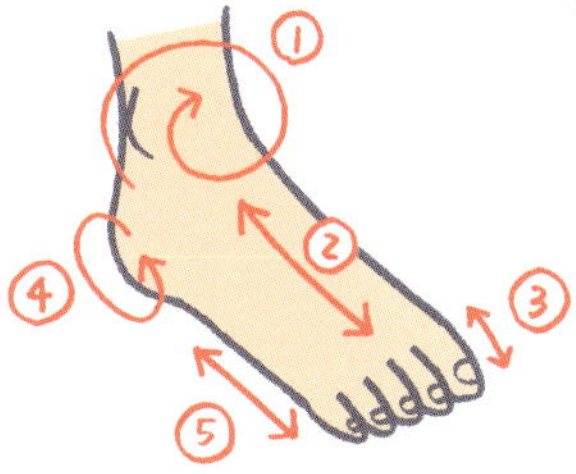

※関節は円を描くように

ダイエットや安眠に◎

①足首を両手で包み、両側をさする。②足の甲を手のひらでさする。③足指を1本ずつ、つけ根から指先に向かってなで、指の間もさする。④かかとは手のひらで包むように円を描きながら強めにさする。⑤足の裏も上下に強めにこすり、まんべんなく押す。反対側も行う。

マッサージが終わったら

□マッサージ後はからだを温かくしてラクな姿勢で目を閉じ、10〜15分ほど休息をとる
□のどが乾いたら、温かい白湯を少しずつ飲む
□休息のあとはシャワーを浴びるか入浴をして、皮膚の表面に浮き出た毒素を落とし、からだを温める
□オイルは、肌に薄く残る程度に洗い流す

［監修者紹介］
監修　蓮村 誠（はすむら まこと）

医療法人社団邦友理至会理事長。マハリシ南青山プライムクリニック院長。特定非営利活動法人ヴェーダ平和協会理事長。オランダマハリシ・ヴェーダ大学、マハリシ・アーユルヴェーダ認定医。
1961年生まれ。東京慈恵会医科大学卒業、医学博士。東京慈恵会医科大学勤務の後、オランダマハリシ・ヴェーダ大学、マハリシ・アーユルヴェーダ医師養成コースに参加。現在、診療にあたるかたわら全国各地で講演活動を行う。また書籍執筆、テレビ出演、雑誌の連載などマハリシ・アーユルヴェーダの普及に努める。著書に『〈ありのまま〉の自分を磨く』（春秋社）、『男のからだが甦る食、老ける食』『もの忘れの９割は食事で治せる』（ともにPHP文庫）、『死ぬまで男は自分を認めるな　女は幸福を諦めるな-アーユルヴェーダ的幸せ論』（中央公論新社）、監修書に『朝の一杯 白湯を飲むだけ健康法』（日本文芸社）、『黄金のアーユルヴェーダ・セルフマッサージ』（河出書房新社）など多数。

［マハリシ・アーユルヴェーダの診療を受けたい方はこちらへどうぞ］
マハリシ南青山プライムクリニック（完全予約制、自由診療）
〒107-0062 東京都港区南青山1-15-2
電話番号 03-5414-7555　診療日時 火曜日〜日曜日　9:30〜12:00、13:30〜17:00

［参考文献］
『男のからだが甦る食、老ける食』（PHP研究所）『病気にならない「白湯」健康法』（PHP研究所）『きょうの毒出し』（主婦と生活社）『毒を出す生活ためる生活』（PHP研究所）『からだの毒をきれいに出す食べもの百科』（三笠書房）『日本人の9割は冷えている』（新潮社）『毒を出す食ためる食』（PHP研究所）『毒を出す食ためる食　実践編』（PHP研究所）『かんたん毒だし健康法』（洋泉社）『死ぬまで男は自分を認めるな　女は幸福を諦めるな-アーユルヴェーダ的幸せ論』（中央公論新社）（すべて蓮村 誠 著）

カバー・本文デザイン ● 松原 卓（ドットテトラ）
カバー・本文イラスト ● 中村知史
撮　影 ● 天野憲仁（日本文芸社）
執筆協力 ● 細井秀美、吉田直子
編集協力 ● オメガ社

からだとこころの疲《つか》れにすぐ効《き》く！
40代《だい》からの
毒《どく》出《だ》しハンドブック

2015年11月30日　第１刷発行
2017年10月20日　第４刷発行

監 修 者　蓮村《はすむら》　誠《まこと》
発 行 者　中村　誠
印 刷 所　大日本印刷株式会社
製 本 所　大日本印刷株式会社

発 行 所　**株式会社日本文芸社**
〒101-8407　東京都千代田区神田神保町１－７
電話　03-3294-8931（営業）　03-3294-8920（編集）

Printed in Japan　112151126－112170927Ⓝ04
ISBN978－4－537－21345－4
URL　http://www.nihonbungeisha.co.jp/

（編集担当：河合）